Peripherally Inserted
Central venous
Catheter

必ずうまくいく！

PICC

末梢挿入型中心静脈カテーテルの
挿入テクニックから管理まで

監修　徳嶺譲芳　編集　金井理一郎
協力　一般社団法人医療安全全国共同行動

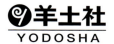

謹告

　本書に記載されている診断法・治療法に関しては，発行時点における最新の情報に基づき，正確を期するよう，著者ならびに出版社はそれぞれ最善の努力を払っております．しかし，医学，医療の進歩により，記載された内容が正確かつ完全ではなくなる場合もございます．

　したがって，実際の診断法・治療法で，熟知していない，あるいは汎用されていない新薬をはじめとする医薬品の使用，検査の実施および判読にあたっては，まず医薬品添付文書や機器および試薬の説明書で確認され，また診療技術に関しては十分考慮されたうえで，常に細心の注意を払われるようお願いいたします．

　本書記載の診断法・治療法・医薬品・検査法・疾患への適応などが，その後の医学研究ならびに医療の進歩により本書発行後に変更された場合，その診断法・治療法・医薬品・検査法・疾患への適応などによる不測の事故に対して，著者ならびに出版社はその責を負いかねますのでご了承ください．

推薦のことば

　中心静脈路の確保は，さまざまの病態に対する必須の診療手技となって半世紀近くが経ちますが，重篤な合併症を伴う「危険手技」の代表として，標準手順の改善や教育技法の工夫を含め，その安全な実施のために多くの努力が重ねられてきました．

　その最先端の成果の1つが，超音波ガイド下で挿入されるPICC（末梢挿入型中心静脈カテーテル）です．この手技は，現在，多くの臨床現場で注目されているとはいえ，誤解も多く，また米国では，すでにPICCの濫用が指摘されています（Choosing Wiselyキャンペーン，本書p19参照）．今回，この領域の第一人者である德嶺譲芳先生の監修，金井理一郎先生の編集により，『必ずうまくいく！PICC』が刊行されました．

　德嶺譲芳先生は，一般社団法人「医療安全全国共同行動」の『行動目標3b：危険手技の安全な実施－中心静脈カテーテル穿刺挿入手技に関する安全指針の順守』を担当する技術支援部会のリーダーとして，長年，この問題に取り組んでこられました．本書は，先生の深い見識と豊富な実践体験に裏打ちされ，単なる技術解説書の域を超えて，中心静脈路確保の歴史を俯瞰し医療安全の観点から安易な実施を戒める教訓に満ちた教則本となっています．

　鎖骨下静脈穿刺法が集中治療や静脈栄養の領域で急速に普及した1970年代，多くの若い医師は，気胸や動脈損傷，空気塞栓のリスクを知ったうえで手技の習得に情熱を燃やしました．シミュレーション技術が未発達でシステムとしての医療安全についての意識も低かった当時，合併症の発生は少なくありませんでした．私自身，気胸に対する胸腔ドレーンの挿入を手伝ったことは何度もありますし，勿論，気胸を作ってしまったこともあります．また，友人から以下のようなエピソードを耳にしたこともあります．無事，鎖骨下静脈穿刺でカテーテルを挿入した翌朝未明，血圧が下がるなど患者さんの循環動態が急に不安定になり，関係者一同，何が起こったか分からず右往左往していた，そのとき，一人が心タンポナーデのことに思い至り，すみやかに処置をして事なきを得た…というのですが，この話を聴いて，"何が起こりうるかをあらかじめ知っていること"と"そのとき，何をすればよいかが分かっていること"の重要性を互いに確認しあったものです．この考えは，医療安全共同行動の『行動目標6：急変時の迅速対応』に活かされています．

　現場の臨床医の皆様には，早くスキルを身に付けたい，との思いもあるでしょうが，患者さんの安全のためにはしっかりとした予備知識を身に付けてから事に臨むべき，との観点に立てば，本書は，まさに手技の実施に先立って熟読すべき必携の書と言えるでしょう．

2017年10月

一般社団法人医療安全全国共同行動 専務理事

小泉俊三

序

　中心静脈カテーテルは，現代医療のさまざまな分野で使用されています．化学療法ポートや心臓ペースメーカーのリードの挿入，血液浄化のためのブラッド・アクセス（venous access）等です．しかし，中心静脈カテーテルを留置する際に，気胸や動脈誤穿刺といった機械的合併症が起こることがあります．さらに，これらの合併症が気道閉塞や出血性ショックなどを併発すると，致死的な状況を引き起こしてしまいます[1]．

　患者を助けようと思って行った行為が，かえって患者を死に至らしめている…．こうして医療安全の観点から，安易に中心静脈穿刺を行うべきではなく，可能なら他の方法を選択すべきと考えられるようになりました[2]．その答えの1つがPICC（peripherally inserted central venous catheters，末梢挿入型中心静脈カテーテル）です[3]．今から3年前，ある麻酔の雑誌にPICCの特集を組みました．そのとき，きわめて大きな反響があり，驚いた記憶があります．今回は要点だけでなく実際の臨床に必要なノウハウを中心にまとめました．本書を読んでこの中心静脈カテーテルにどのような利点と特徴があるか知り，上手に使いこなすことで医療の安全を確保し，患者の信頼に答えることができるようになってください．

2017年10月

杏林大学医学部麻酔科学教室
徳嶺譲芳

＜文献＞

1) 徳嶺譲芳：なぜ起こる，どう防ぐ中心静脈穿刺の医療事故. 医療安全, 9：108-113, 2009

2) 徳嶺譲芳 ,他：行動目標 3b危険手技の安全な実施—中心静脈カテーテル穿刺挿入手技に関する安全指針の遵守.「医療安全実践ハンドブック」(医療安全全国共同行動支援部会/編), pp81-100, 一般社団法人医療安全全国共同行動, 2015

3) 徳嶺譲芳：PICC は有用か? 麻酔科医にPICCを勧める理由(徹底分析シリーズ 最も古く最も新しい中心静脈ラインPICC). LiSA, 21：96-98, 2014

必ずうまくいく！PICC
末梢挿入型中心静脈カテーテルの挿入テクニックから管理まで

目　次 -CONTENTS-

推薦のことば ──────────────────────── 小泉俊三　3
序 ──────────────────────────── 德嶺讓芳　5

第1章　PICCの基本

1　PICCとは何か？ ～PICCの概説・歴史と展望 ────── 12

 1.　はじめに ───────────────────────── 12
 2.　PICCの歴史 ─────────────────────── 13
 3.　PICCが指すもの ──────────────────── 14
 4.　PICCのイメージの変化と混乱 ───────────── 15
 5.　今後の展望 ───────────────────────── 16

2　PICCはどのような場合に使用するのか ──────── 19

 1.　はじめに ───────────────────────── 19
 2.　静脈留置カテーテルの種類 ─────────────── 20
 3.　静脈ライン確保の目的 ──────────────────── 23
 4.　静脈カテーテル留置の合併症 ───────────── 24
 5.　PICCが適切な場合・不適切な場合 ───────── 26
 6.　さいごに ───────────────────────── 27

 Memo
  ● Mid-clavicular line ──────────────────── 21
  ● 針，カテーテルのサイズはフレンチ（Fr）かゲージ（G）か？
   サイズは外径を示す？ 内径を示す？ ───────── 22

3　PICCで用いるカテーテルの種類 ──────────── 29

 1.　はじめに ───────────────────────── 29
 2.　材質 ──────────────────────────── 29

3. カテーテルの形状 —————————————————————— 30
4. 挿入方法 ————————————————————————————— 31
5. カテーテルの選択（4種類のPICC）————————— 32
6. PICCを安全に使うために ————————————————— 36
7. さいごに ——————————————————————————————— 37

Memo
- Seldinger法 ———————————————————————————— 31
- Through the cannula法とは？ ————————————— 33

第2章 PICCの挿入

1 PICC挿入前の準備 —————————————————————— 40

1. はじめに ——————————————————————————————— 40
2. 標的静脈の選択：どの静脈を選ぶか？ —————— 40
3. 上腕部尺側皮静脈は深筋膜を貫く ————————— 41
4. 超音波による上腕部尺側皮静脈の同定 ————— 42
5. 静脈の太さの確認 ————————————————————— 44
6. カテーテルの種類を選択する ———————————— 46
7. 術中モニタリング ———————————————————————— 46
8. Maximal sterile barrier precautions ——————— 46
9. X線透視装置 ——————————————————————————— 47

Memo
- コンパートメント ———————————————————————— 42
- Catheter-to-Vein Ratio ———————————————— 44

2 PICC挿入の実際 —————————————————————————— 49

1. はじめに ——————————————————————————————— 49
2. 穿刺・挿入のセッティング ——————————————— 49
3. PICCの最適刺入部位：どこから挿入したらよいのか？ — 56
4. 短軸アプローチによる穿刺手順 ————————————— 57
5. 超音波ガイド下穿刺における注意点 ————————— 65
6. ニードルガイドの使用と長軸アプローチ ———— 66
7. PICCの固定 ——————————————————————————— 68

Memo
- ゲインの調節でできること ――――――――――――――― 53
- Tilting, sliding と Swing scan technique, Sweep scan technique ―― 54
- Target sign ――――――――――――――――――――― 62

3 PICC挿入のトレーニング ―――――――――――――― 72
1. はじめに：CVCとPICCの手技は別のもの ――――――――― 72
2. CVCとPICCの違い ――――――――――――――――― 72
3. In plane法とOut of plane法（長軸穿刺と短軸穿刺）――――― 75
4. PICCにこそ必要なアドバンステクニック ―――――――――― 77
5. PICCトレーニングモデルの仕様 ―――――――――――――― 80
6. 超音波ガイド下穿刺のトレーニング方法 ―――――――――― 82
7. PICCトレーニングモデルの入手法 ―――――――――――― 83

第3章　PICCの合併症対策・予防

1 PICCの合併症対策（挿入〜長期留置）――――――――― 86

1. はじめに ――――――――――――――――――――――― 86
2. 末梢型カテーテルの合併症 ―――――――――――――――― 86
3. 従来型CVCの合併症 ――――――――――――――――――― 87
4. PICCの合併症：穿刺・留置に伴う合併症 ――――――――― 88
5. PICCの合併症：カテーテル留置後の管理中に起こり得る合併症 ―― 91
6. PICCの合併症：カテーテルの迷入と静脈壁損傷 ―――――― 96

Memo
- 上腕静脈の穿刺 ――――――――――――――――――― 90

2 PICCの感染防御 ――――――――――――――――― 106

1. はじめに ――――――――――――――――――――――― 106
2. 血管内カテーテル留置に関連する感染症 ―――――――――― 106
3. PICCに関連する感染防御 ―――――――――――――――― 109
4. さいごに ――――――――――――――――――――――― 113

第4章 その他

1 Midline カテーテル
〜PICC と末梢静脈ラインの中間のカテーテル ———— 116

1. はじめに ———— 116
2. Midline カテーテルとは ———— 116
3. Midline カテーテルの特徴 ———— 117
4. Midline カテーテル挿入の実際 ———— 118
5. 臨床で使用可能なカテーテル ———— 118
6. 適応症例 ———— 119
7. 管理上の注意点 ———— 120

2 在宅医療における PICC ———— 122

1. はじめに ———— 122
2. HPN で使用されるデバイスと合併症の特徴 ———— 123
3. 在宅輸液療法（HIT）に利点はあるのか？ ———— 123
4. HIT は患者の QOL を改善するか？ ———— 124
5. HIT の今後 ———— 125

Memo
- 在宅医療の法的規定と現状 ———— 123

おわりに ———— 萬　知子 127
索引 ———— 128
執筆者一覧 ———— 131

Column
- PICC は透視室で挿入すべきか？ ———— 37
- 挿入長を推測して挿入する方法 ———— 47
- PICC の長期管理 ———— 121
- 海外での PICC のチーム管理 ———— 126

動画視聴ページのご案内

動画について

● 第2章-2「PICC挿入の実際」（p 49〜）に掲載しているPICC挿入手技の動画を視聴することができます.

▶ MOVIE
❶ プレスキャン
❷ 穿刺前の準備
❸ 穿刺〜カテーテル挿入

視聴方法

● 羊土社ホームページの**本書特典ページ**から動画をご覧いただけます
（本書特典ページへのアクセス方法は以下をご参照ください）.

1 **羊土社ホームページ**（www.yodosha.co.jp/）にアクセス（URL入力または「羊土社」で検索）

2 羊土社ホームページのトップページ右上の**書籍・雑誌付録特典**（スマートフォンの場合は**付録特典**）をクリック

3 **コード入力欄**に下記をご入力ください

コード： **cva** - **xuok** - **kkrq**　※すべて半角アルファベット小文字

4 本書特典ページへのリンクが表示されます
※ 羊土社会員の登録が必要です. 2回目以降のご利用の際はログインすればコード入力は不要です
※ 羊土社会員の詳細につきましては, 羊土社HPをご覧ください

※付録特典サービスは, 予告なく休止または中止することがございます.
　本サービスの提供情報は羊土社 HP をご参照ください.

略語一覧

略語	欧文	日本語
PICC	peripherally inserted central venous catheter	末梢挿入型中心静脈カテーテル
CVC	central venous catheter	中心静脈カテーテル
DVT	deep vein thrombosis	深部静脈血栓症
CRBSI	catheter-related bloodstream infection	カテーテル関連血流感染症
CLABSI	central line-associated bloodstream infection	中心静脈ライン関連血流感染症
MRSA	methicillin-resistant Staphylococcus aureus	メチシリン耐性黄色ブドウ球菌
MSSA	methicillin-sensitive Staphylococcus aureus	メチシリン感受性黄色ブドウ球菌
MSBP	maximal sterile barrier precautions	高度無菌遮断予防策
CDC	Centers for Disease Control and Prevention	米国疾病管理予防センター
ESPEN	the European Society for Clinical Nutrition and Metabolism	欧州臨床栄養代謝学会
IDSA	Infectious Disease Society of America	米国感染症学会
IHI	The Institute for Healthcare Improvement	米国医療の質改善研究所

第1章

PICCの基本

1　PICCとは何か？ 〜PICCの概説・歴史と展望 ———— 12
2　PICCはどのような場合に使用するのか ———— 19
3　PICCで用いるカテーテルの種類 ———— 29

第1章　PICCの基本

1　PICCとは何か？
〜PICCの概説・歴史と展望

◆PICC（末梢挿入型中心静脈カテーテル）は，中心静脈カテーテル（CVC）を上肢の皮静脈より挿入し留置する方法である．
◆かつては合併症の問題があったが，現代ではカテーテルの改良や，超音波ガイド下で上腕の皮静脈に穿刺する方法の普及により安全性が向上した．

1. はじめに

　　Peripherally inserted central venous catheter（PICC）は，本邦では「末梢挿入型中心静脈カテーテル」，「末梢挿入式中心静脈カテーテル」，「末梢挿入中心静脈カテーテル」などの名称でよばれています．本書では，**PICC**という略語をそのまま用いるか，あるいは**末梢挿入型中心静脈カテーテル**という訳語を用いることにします．

　　PICCは尺側皮静脈あるいは，正中皮静脈や橈側皮静脈からカテーテルを挿入し，上大静脈にカテーテルを留置する方法です．上大静脈は心臓に最も近い静脈であるため，「中心静脈」ともよばれます．PICCは，中心静脈にカテーテルを留置する中心静脈カテーテル（central venous catheter：CVC）の1つであり，末梢の血管からカテーテルを挿入するため，その名がつきました．

　　PICCは小児から成人まで使用されています．しかし，小児のPICCは特殊で，扱っている医療スタッフも小児科や小児外科といった小児専門の領域なので割愛しました．本書では，成人患者でのPICCの挿入・管理について述べます．

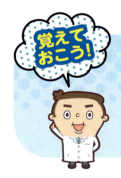

　　大腿静脈からカテーテルを挿入し下大静脈に留置するのも中心静脈カテーテルですが，大腿静脈は末梢静脈ではないと認識されているため，大腿静脈カテーテルはPICCとはよびません．一方，伏在静脈から挿入したカテーテルはPICCとよばれます．

2．PICCの歴史

1）PICCのはじまり

　PICCの歴史は古く，1929年，Forssmann W（1956年，ノーベル生理学・医学賞受賞）は自身の左腕から尿管カテーテルを挿入し右心房に留置しました．これが，PICCあるいはCVCの最初の報告であると考えられています．つまり，**PICCの歴史は，中心静脈穿刺の歴史そのもの**だということです[1, 2]．こうしてPICCから始まったCVCですが，CVCを広く普及させたのは**鎖骨下静脈穿刺と静脈栄養の開発**でした．

　鎖骨下静脈穿刺は，1952年にAubaniac Rが考案しました[3~5]．Aubaniacは第二次世界大戦中に軍医として従軍し，負傷した兵士の急速輸液のために鎖骨下静脈へのカテーテル留置を試みました．1968年，Dudrick SJ[6]は，静脈栄養という医療技術を考案し世界を驚かせました．子犬にCVCを挿入し，成犬になるまで中心静脈栄養だけで育てたのです．これにより口から食べられないような重症患者でも静脈栄養だけで管理ができる可能性が示されたのでした．しかし，しばらくは静脈栄養をどのルートから投与するかについてさまざまな試みが続きます．Dudrick[7]も，静脈栄養の最初の人体での応用が小児だったこともあり，外頸静脈にカテーテルを留置しています．その後，次第に鎖骨下静脈カテーテルを利用した中心静脈栄養[8]が盛んになり，鎖骨下静脈カテーテル＋高カロリー輸液というコンビネーションが一般的になります．

　PICCは実際には，1970年代の初め頃にようやく臨床で行われ始めたようです．しかし，歴史上最初の記載は1975年のHoshal VL Jr.の報告[9]から始まります．Hoshalは，PICCの素材として初めてシリコンを採用し，従来のカテーテルより血栓が発生しにくいと記載しています．

2）PICCの普及

　CVCによる高カロリー輸液が万能であると信仰された時代が過ぎ去った頃，医療業界全体が，「成功さえすれば，多少の失敗は仕方がない」という考え方から大きく転換します．医療事故が社会問題となり，医療の質や安全[10]が重要視される時代に突入したのです．内頸・鎖骨下静脈穿刺における致死的合併症が問題視され，PICCの安全性が注目され始めました．

　この間に，静脈ライン確保においても新たな流れが起きました．カテーテルの素材や，穿刺針，ガイドワイヤーの改良です[2, 11]．今までは，末梢静脈の穿刺がうまくいっても，カテーテルと静脈内腔との摩擦抵抗で，40～45cmの距離，カテーテルを上大静脈まで進めるのが困難な症例にしばしば遭遇しました．しかし現在では，先端だけがフレキシブルに柔軟で，シャフト（柄）はコシがある優れもののガイドワイヤーが開発され，ほとんど抵抗なく上大静脈までスムーズに進めることができるようになったのです．海外では，長期抗菌薬投与の患者にPICCを挿入し外来で管理する方法や，

末梢静脈ラインが確保しにくい患者（肥満や薬物依存患者）に対するPICCの使用が普及してきました[12].

　近年，医療安全とPICCの使いやすさが合致し，CVCにおけるPICCの割合は急増しています．海外のデータからすると，CVCの約3割はPICCで行うことができるとされています[13]．ただし100％ではありません．本書は，PICCを推奨していますが，**PICCの利点と欠点を理解したうえで，PICCを適正に使用することを推奨しています**[14, 15]．「CVCはすべてPICCでやればいい」といった発想は誤っています．他の中心静脈カテーテルよりもPICCの方が望ましい状況で，適切にPICCを選択する…そういった医療が自然に行えるようになることが本書のねらいです．

3. PICCが指すもの

1) Traditional PICC（古典的PICC）

　PICCは，肘関節近辺の末梢静脈を穿刺して，カテーテル先端を上大静脈に留置するカテーテルです（**図1**）．末梢静脈穿刺と同じ手技で穿刺を行うため簡単に行えるという利点があります．しかし，肉眼で確認できるような皮膚表層の末梢静脈を穿刺して行うPICCは，現在は古典的PICC（traditional PICC）[16]とよばれていて，あまり推奨されていません．この主な理由は，血栓の発生が高率に起こるからです．肉眼で見える皮膚表層の静脈は細く，カテーテルを留置するだけで血流が低下し血栓ができる準備状態となります．さらに，肘関節は日常生活で常に動かしている関節なので，カテーテルの挿入部位で，カテーテルと皮膚が始終擦れるという状況が起こります．つまり，**静脈炎が発生しやすくなります**．もうおわかりかと思いますが，**静脈炎と血流低下により血栓が高率に発生する**のです[17]．発生した血栓は，血流を途絶させ上肢を腫れ上がらせたり，虚血に感染が加わって蜂窩織炎を起こしたりするだけでなく，できた血栓が肺に飛散して肺塞栓の原因となり危険です．

2) Ultrasound-guided PICC（超音波ガイド下PICC）

　この問題を解決したのが**超音波ガイドによる穿刺**でした[18]．肘関節近辺の肉眼で確認できる尺側皮静脈は，上腕を中枢側に向かうにつれて皮下に潜っていきます（といっても5～10mm程度の比較的浅いところを走行していますが…）．そして，肘関節の尺側皮静脈よりもはるかに太くなっています．これは，上腕や周囲の静脈の血液が集まり血流量が増えるために，その流れを保つ静脈自体も太くなっていくからだと思われます．上腕中部の尺側皮静脈はかなり太くなっていて，カテーテルを挿入しても血流を阻害する心配がほとんどありません．さらに，上腕中部では，肘関節で留置したカテーテルのように腕の動きでカテーテルと皮膚が擦れることがありません．つまり，

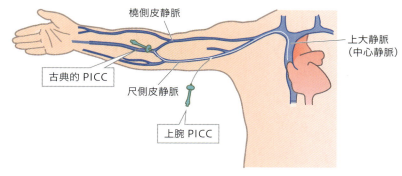

図1 ● 古典的PICCと上腕PICC

上腕はPICCの挿入に理想的な部位なのです[19]．上腕中部で尺側皮静脈が肉眼で確認できる患者もいますが，ほとんどの患者では肉眼で確認できません．そこで，超音波をガイドに穿刺を行う技術が利用されるようになったわけです．超音波断層像をガイドに穿刺を行うPICCをultrasound-guided PICC[16]とよびます（邦訳はまだないので，本書では「超音波ガイド下PICC」と訳すことにします）．

3) Upper arm PICC（上腕PICC）

先に述べたように，やせた患者では稀に上腕でも尺側皮静脈が肉眼で確認できることがあります．その際は当然のことですが，あえて超音波を使う必要がありません．要は，上腕の比較的太い静脈にカテーテルを留置できればよいだけですから．このような場合のPICCの分類として，古典的PICCと超音波ガイド下PICCという分類以外に，upper arm PICC（正式な邦訳はないので，本書では「上腕PICC」とよぶことにします）[19]という用語が出てきました（**図1**）．このため，上腕で超音波ガイド下にPICCを挿入するとultrasound-guided upper arm PICC（超音波ガイド下上腕PICC）と表現されることがあります．

4. PICCのイメージの変化と混乱

従来，PICCは末梢静脈ライン確保のように簡単にできるという利便性が強調されてきました．つまり，「PICC＝簡単」というイメージが定着してしまったのです．しかし，近代的なPICCは，血栓という呪縛から逃れるために上腕の太い尺側皮静脈へ超音波を使って挿入するという手法になっています．現代のPICCは簡便という看板を下ろし，**超音波診断装置を必要とする最新の手技に変身した**のです．

さらに，長いカテーテル挿入操作の間に分枝の細静脈に迷入するのを防ぐため，カテーテル先端位置をX線透視や心電図で解析するデバイスなど，設備やテクノロジー

を駆使したものに変わってきました．カテーテル自体も組織適合性や血栓防止のコーティングなどの最先端技術により，他のCVCよりも高価なものになってきました．

　今まで述べたように，PICCは長い歴史をもつがゆえに，誤解を受けやすい医療技術となっています．つまり，PICCについて話をするとき，話し手と受け手で古典的PICCと超音波ガイド下上腕PICCという全く別の話をしていることがあるということです．2013年Lancetという有名な医学雑誌で，PICCはCVCに比べ高率に深部静脈血栓を発生する（オッズ比2.55）というショッキングなデータが出ました[20]．これなども，論文をよく読めばデータに古典的PICCと超音波ガイド下上腕PICCの両者が含まれていて，現代的なPICCを全否定しているわけではないことがわかります．

　本書は，古典的PICCに言及することはあっても，**推奨しているのは超音波ガイド下上腕PICC**です．このため，簡便さを目的としてPICCを行おうとする読者にとって，本書は不親切な本となるかもしれません．

　われわれ執筆者が一番の目標にしているのは医療安全です．そのためにCVCに占めるPICCの位置づけは重要です．**本書が奨めている方法は，あくまで超音波ガイド下上腕PICC**ということで，ご理解ください．

5. 今後の展望

　本邦でのPICCの使用率の正確な調査はありませんが，PICCの製品を販売している企業からの情報では，本邦での使用率は2017年現在でおそらく，CVCの約1割強であろうと推測されます．海外でPICCを含むすべてのCVCを扱える医療従事者のチーム（vascular access device team，通称VAD team）の報告によると，大学病院の患者（入院だけでなく通院を含む）でCVC挿入部位の最適な選択を行った場合，約3割でPICCを選択したという報告があります[13]．このデータをそのまま本邦に当てはめることができるとすると，現状の3倍の需要が見込まれます．われわれ執筆者が心配している一番の問題は，**PICCを正しく理解しないで，PICCが不適な患者にも無理やりPICCを挿入し，患者が不利益を被るのではないか**ということです．実は，そのような報告がちらほら出始めています．本邦で立ち遅れている超音波ガイド下上腕PICCを始めるにあたり，本書で学ぶことでPICCの利点と欠点を十分に熟知し，PICCに適した患者に対してPICCを挿入・管理し，患者の利益と安全に貢献してもらいたいと願っています．

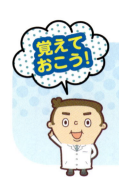

> 超音波ガイド下上腕PICCは，患者に利点の多い静脈ラインです．一方，古典的PICCは，合併症が多いため行わない方がよいでしょう．

文献

1) 諏訪邦夫：PICCの歴史 Forssmannの挑戦．LiSA，21：100-101，2014
2) Peters JL：Chapter 1: The history of central venous access.「Central Venous Catheters」(Hamilton H & Bodenham A, eds)，pp1-13, Wiley-Blackwell, 2009
3) Aubaniac R：Subclavian intravenous injection; advantages and technic. Presse Med, 60：1456, 1952
4) Aubaniac R：The subclavian vein puncture; Advantages and technique. Nutrition, 6：139-140, 1990
5) 徳嶺譲芳, 他：鎖骨下静脈穿刺ランドマーク法の原点．LiSA，21：54-57，2014
6) Dudrick SJ, et al：Long-term total parenteral nutrition with growth, development, and positive nitrogen balance. Surgery, 64：134-142, 1968
7) Wilmore DW & Dudrick SJ：Growth and development of an infant receiving all nutrients exclusively by vein. JAMA, 203：860-864, 1968
8) Daly JM, et al：Central venous catherization. Am J Nurs, 75：820-824, 1975
9) Hoshal VL Jr.：Total intravenous nutrition with peripherally inserted silicone elastomer central venous catheters. Arch Surg, 110：644-646, 1975
10) 「To err is Human：Building a Safer Health System」(Kohn LT, et al, eds), National Academies Press, 2000. [https://www.nationalacademies.org/hmd/~/media/Files/Report%20Files/1999/To-Err-is-Human/To%20Err%20is%20Human%201999%20%20report%20brief.pdf#search=%27To+err+is+human%27]
11) Ives F：Chapter 4: Catheter design and materials.「Central Venous Catheters」(Hamilton H & Bodenham A, eds), pp57-77, Wiley-Blackwell, 2009
12) Nicholson J：Development of an ultrasound-guided PICC insertion service. Br J Nurs, 19：S9-S17, 2010
13) Alexandrou E, et al：Central venous catheter placement by advanced practice nurses demonstrates low procedural complication and infection rates; a report from 13 years of service*. Crit Care Med, 42：536-543, 2014
14) 徳嶺譲芳, 他：行動目標3b 危険手技の安全な実施—中心静脈カテーテル穿刺挿入手技に関する安全指針の遵守．「医療安全実践ハンドブック」(医療安全全国共同行動支援部会／編)，pp81-100, 一般社団法人医療安全全国共同行動，2015
15) 徳嶺譲芳：PICCは有用か？ 麻酔科医にPICCを勧める理由．LiSA，21：96-98，2014
16) Lamperti M, et al：International evidence-based recommendations on ultrasound-guided vascular access. Intensive Care Med, 38：1105-1117, 2012
17) Fallouh N, et al：Peripherally Inserted Central Catheter-associated Deep Vein Thrombosis：A Narrative Review. Am J Med, 128：722-738, 2015
18) Parkinson R, et al：Establishing an ultrasound guided peripherally inserted central catheter (PICC) insertion service. Clin Radiol, 53：33-36, 1998

19) Simcock L：No going back：Advantages of ultrasound-Guided Upper Arm PICC placement. The Journal of the Association for Vascular Access, 13：191-197, 2008

20) Chopra V, et al：Risk of venous thromboembolism associated with peripherally inserted central catheters：a systematic review and meta-analysis. Lancet, 382：311-325, 2013

第1章　PICCの基本

2 PICCはどのような場合に使用するのか

◆PICCは中心静脈カテーテル（CVC）の1つであり，医療コスト軽減や患者満足度の向上のために米国をはじめ世界的に普及してきている．
◆PICC，CVC，末梢静脈カテーテルなど，各種デバイスにはそれぞれ特性があり，目的や合併症を考慮して使い分ける．

1. はじめに

　PICCは中心静脈カテーテル（central venous catheter：CVC）の1つです．CVCといえば，内頸静脈，鎖骨下静脈，大腿静脈を穿刺し挿入するカテーテルをまず思い浮かべるでしょう．PICCはこれら「従来型のCVC」に取って替わる存在として注目されています[*1]．①穿刺時の致死的な合併症がCVCに比べて少ない，②米国などでは看護師による穿刺が一般的に行われている，③医療コストを抑えられる，④患者満足度が高い，などの理由から世界的にPICCの使用は増加してきました．

　超音波診断装置の普及や性能の向上により，体表から血管の観察が難しかった症例にも穿刺ができるようになったことも使用数増加の要因として考えられます．しかし，CVCが世の中から消えることはおそらくありません．それはPICCが禁忌となる症例，PICCよりCVCが適した症例が存在するからです．また，静脈ライン確保の基本はあくまで末梢静脈カテーテルであることに異論はないでしょう．すでにPICCが一般的に使用されている米国ではPICCの濫用が問題となっています．PICCでは，カテーテル1本当たりの値段が一般的な末梢静脈カテーテルに比べて高価であるため，過剰な適応が医療コストを増大させています．米国内科専門医認定機構（American Board of Internal Medicine：ABIM）財団が主導するChoosing Wiselyキャンペーンにおいて，過剰医療を抑えるため「患者もしくは医療者の利便性のためにPICCを使用すべきではない」とされています[1]．

　本稿では静脈留置カテーテルにおけるPICCの立ち位置について述べます．

[*1] PICCはCVCの1種ですが，本書はPICCの解説書なので，記載を簡略化するため，"CVC"は「PICC以外のCVCすべて」を指すことにします．

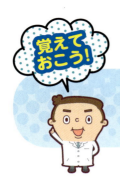

米国ではPICCの濫用が問題になっている．

2. 静脈留置カテーテルの種類

　図1に静脈ライン確保デバイスの一覧を示しました．各種デバイスについて，カテーテル留置の目的や穿刺時・カテーテル留置後の合併症，禁忌などを考慮して使い分けていくことになります．

1) 末梢静脈カテーテル (図1a，b)

　原則的に上肢の血管からアクセスし，14〜24Gのカテーテルを挿入します．カテーテルの長さは数cm程度で，径が大きいカテーテルほどカテーテル長が長くなります．CVCやPICCと異なり，70％アルコール，ヨードチンキ，クロルヘキシジンアルコールで皮膚の消毒を行い，未滅菌の手袋で穿刺してもよいとされています〔米国疾病管理センター (Centers for Disease Control and Prevention: CDC) ガイドライン2011〕[3]．消毒を手早く行うことができ，他のデバイスに比べ短時間でカテーテルが挿入できます．

　CDCガイドライン2011では「成人患者では，末梢カテーテルは感染と静脈炎のリスクを減らすために72〜96時間ごとを超える頻度で交換する必要はない（カテゴリーIB)」と述べられています．このため習慣的な末梢静脈カテーテルの交換は推奨されておらず，静脈炎や感染が疑われた場合にのみ交換すべきとされます[4]．2006年のシステマティックレビューによると，CVCやPICCと比べてカテーテル関連の血流感染症の発生率は低いとされます[5]．末梢静脈カテーテルに限ったことではありませんが，**カテーテルが長く，外径が大きいほど血栓のリスクは高くなります**．

　目視不可能な静脈に20〜16Gのカテーテルを挿入する場合には，超音波ガイド下穿刺を考慮してもよいでしょう（図1b）．末梢静脈ライン確保困難のためにCVCを挿入する症例を減らすことができ，医療安全に寄与します．

2) Midlineカテーテル (図1c：第4章-1 p116参照)

　PICCと同様に尺側皮静脈，橈側皮静脈などから穿刺しますが，カテーテル先端が

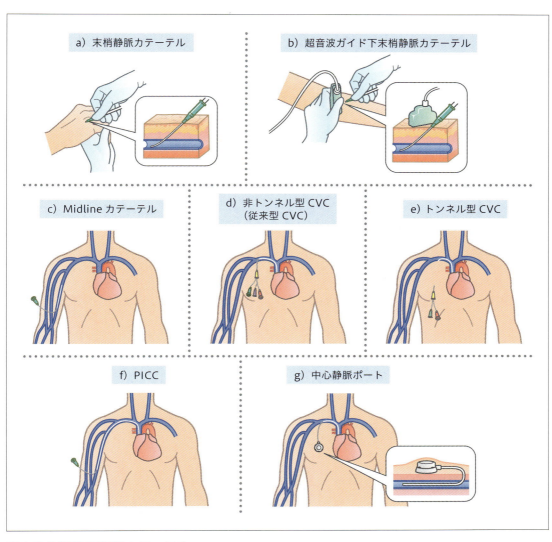

図1 ● 各種静脈留置カテーテル
(文献2より引用)

中心静脈までは到達せず，上腕腋窩の手前までに留置します．イメージとしては短いPICCですがCVCではありません．通常より長い末梢静脈カテーテルというのが正しい認識です．

Memo
Mid-clavicular line

似た名前に，mid-clavicular lineがあります．これは，上大静脈（中心静脈）ではなく，鎖骨下静脈にカテーテルを留置します．Mid-clavicular lineは目立った利点がなく，合併症が多発するため現在はほとんど用いられません．

3) 非トンネル型中心静脈カテーテル（従来型CVC）（図1d）

通常のCVCです．内頸静脈や鎖骨下静脈を穿刺する場合は，**気胸や動脈誤穿刺による気道閉塞や中枢神経障害などの致死的合併症の危険性があります．**

4) トンネル型中心静脈カテーテル（図1e）

血管刺入部位と皮膚穿刺部位とに皮下トンネルをつくって留置するCVCです．非トンネル型CVCと比べて血管と皮膚の刺入部位が離れているため，**カテーテル関連血流感染症（catheter-related bloodstream infection：CRBSI）感染の可能性が低い**とされますが，当然，非トンネル型CVCに比べて留置に時間がかかり，**患者の負担も大きい**ということになります．

5) PICC（図1f）

尺側皮静脈や橈側皮静脈などを穿刺し，カテーテルの先端を中心静脈に留置します．他のCVCに比べて穿刺に伴う致死的な機械的合併症が少ないとされています．

6) 中心静脈ポート（図1g）

鎖骨下静脈，内頸静脈などを穿刺し，前胸部もしくは上腕の皮下にポート本体を埋め込みます．CVポートにはシリコンゴムでできたセプタムとよばれる部分があり，ここに専用の針を刺すことによって静脈内投与を行うことができます．一般的に（成人では）局所麻酔下の小手術で留置します．

> **Memo**
> **針，カテーテルのサイズはフレンチ（Fr）かゲージ（G）か？**
> **サイズは外径を示す？ 内径を示す？**
>
> Frサイズは大きくなるほど太くなり，Gは大きくなるほど細くなることはご存知かと思います．PICCで用いるカテーテルのサイズはFrサイズで表され，これは外径です．しかし，CVCで用いるカテーテルはFrサイズで表されるものもGで表されるものもあります．また，カテーテルやガイドワイヤーを内部に挿入しやすくする目的で挿入するシースイントロデューサーは内径で表し，その中を通るカテーテルは外径で表します．「内径4.5 Frのシースイントロデューサーに外径4 Frのカテーテルを挿入する」といった具合です．混乱しないように注意が必要です．

3. 静脈ライン確保の目的

静脈ライン確保の目的としては，①輸液・薬剤の投与，②モニタリング〔静脈血採血（静脈血酸素飽和度測定を含む)〕，および③静脈血採血があります．

1）輸液・薬剤の投与

輸液・薬剤には皮下や筋肉内に投与が可能な組織傷害性が低い薬剤もあれば，点滴漏れによって組織壊死が起こる組織傷害性の高い薬剤もあります．一般に組織傷害性が低い薬剤とは，中性に近く浸透圧比が1に近い薬剤です．一方，組織傷害性が高い薬剤は，強酸・強アルカリ薬剤，高カロリー輸液などの高浸透圧薬剤や，抗がん剤のように最初から細胞の傷害性をもっている薬剤があげられます．これらの薬剤は静脈炎を起こし，血管外漏出しやすいといえます．その結果，組織の壊死を起こしてしまうというわけです．カテーテル先端の血流が多ければ，投与された薬剤は直ちに希釈されるため静脈炎・血管外漏出の危険性は減ります．上大静脈，下大静脈を中心静脈といいますが，中心静脈は内径が大きく血流が多いため，先端が中心静脈に留置されていれば静脈炎の危険性を減らすことができます．

組織傷害性の高い薬剤を投与する場合には，カテーテル先端は末梢静脈より中心静脈にある方が好ましい，つまりCVCやPICCなどが適応となります．

2）モニタリング（中心静脈圧，静脈血酸素飽和度）

末梢静脈の圧を測定することはまずありませんが，心臓の前負荷や循環動態のモニタリングを目的として**中心静脈圧を測定**することがあります．中心静脈ポートは圧測定ルートと接続する部分がないので測定できません．

中心静脈圧を測定できるCVCは非トンネル型CVCであり，PICCは細くて軟らかいため中心静脈圧は測定できませんでした．しかし，2016年に本邦でも中心静脈圧を測定できるタイプのPICC（第1章-3 p33参照）が発売となりました．

また，重症患者において，**中心静脈血酸素飽和度（ScvO₂）** は酸素需給バランスの指標として有用性があるとされています．手術室や集中治療領域において，ScvO₂の連続的なモニタリングが行われることがあります．この場合，特殊なCVC（一般に内頸静脈穿刺）が使用されます．

3）静脈血採血

末梢静脈穿刺による採血が困難な場合，また日に何度も採血が必要な患者に対する苦痛緩和の目的でPICCが使用されることがあります．海外で，薬物依存患者（末梢静脈穿刺困難）や小児（苦痛緩和）に広く使用されています．

末梢静脈カテーテルからの採血は，逆血に乏しい，輸液製剤が吸引されてしまう，

などの理由から行いません．CVCから採血を行うことはできますが，一般的ではありません．カテーテルに血液を逆血させることで，カテーテル内の血栓形成や三方活栓の血液残留による感染の原因となるからです．PICCにおいても感染の可能性は当然ありますが，CVCよりPICCからの採血が望ましいという風潮があります．

その理由としては，以下が考えられます．
- CVCが挿入される患者は重症患者であり，血流感染を起こすと致死的になる可能性があるから
- 末梢静脈アクセスが困難な患者に対してCVCよりもPICCの方が採血目的で挿入されることが多いから

また，複数のルーメンのカテーテルが挿入されている場合は，投与中の輸液・薬剤を中止して採血しないと輸液・薬剤を吸引してしまい正確な測定値が得られません．**ロックされているシングルルーメンカテーテルから採血するのが望ましいということ**になります．

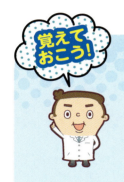

> 静脈留置カテーテルにはいろいろな種類がありますが，PICCは以下の目的で用いられます．
> ①輸液・薬剤投与：特に抗がん剤など組織傷害性の高い薬剤の投与，長期的に輸液が必要な場合の静脈ライン確保
> ②静脈血の採取：末梢静脈からの採血が困難な患者，日に何度も採血が必要な患者の静脈血採血
> また最近では，本邦でも中心静脈圧の測定ができるPICCも発売されました．

4. 静脈カテーテル留置の合併症 （第3章-1 p86 参照）

静脈留置カテーテルの選択にあたって，各種デバイスに関連した合併症について考慮することは必要不可欠です．合併症は，穿刺時や留置時に起こりうる短期的な合併症（機械的合併症）と，留置後（管理中）に起こりうる中・長期的な合併症に分けられます．

1）穿刺・カテーテル留置に伴う合併症（機械的合併症）

内頸静脈や鎖骨下静脈穿刺などのCVCでは，気胸・血胸や動脈誤穿刺からの血腫による気道閉塞，総頸動脈・椎骨動脈穿刺による脳障害など，致死的な合併症が起こ

りえます．PICCでは致死的合併症はほとんどなく，比較的安全に穿刺することが可能です．

　しかしPICCは中心静脈にカテーテルを留置するので，**ガイドワイヤーやカテーテルが心臓内に進んだ場合には不整脈や心タンポナーデといった合併症が起こりえます**．また，X線透視装置を使わず，ベッドサイドで挿入する場合，カテーテルの位置異常が起こることがあります．**位置異常はCVCより起きやすい**といえます．例えば，カテーテルが下大静脈など深めに挿入されてしまった場合や，右側の尺側皮静脈から挿入したPICCカテーテルが左の腕頭静脈に迷入した場合は，カテーテルを少し抜くことでうまく上大静脈に戻すことができる場合があります．

　一方，浅く留置してしまった場合には，感染防御の観点から，再びカテーテルを進めるべきではありません．他のCVCカテーテルと同様，PICCにおいても身長などを用いた適切な挿入長の予測方法が報告されていますが，精度が良いとはいえません．別の方法として，心電図をモニタリングしながら留置することも推奨されています（第1章-3 p37参照）．

2) 中〜長期的合併症

　カテーテル関連血流感染症（CRBSI）と深部静脈血栓症（deep vein thrombosis：DVT）が二大合併症です．これらは適切に挿入・管理することにより発症率を減少させることが可能です．

a．カテーテル関連血流感染症（CRBSI）

　CVCに比べ，PICCはCRBSIが少ないとする報告[5]がある一方，差がないとする報告[6]もあります．一般に，CRBSIは大腿静脈カテーテル≧内頸静脈カテーテル≧鎖骨下静脈カテーテル≧PICC≧末梢静脈カテーテルの順に多いと考えられています．

b．血栓症

　静脈は，体表から確認することが可能な表在静脈，少し深めにあって超音波などを使用しないと確認できない深部静脈，それらをバイパスする穿通枝に分類されます．表在静脈の血栓は静脈炎の原因となりますが，移動することがほとんどないため，肺塞栓を発症することは稀です．このため，表在静脈の血栓は抗凝固療法の対象とはなりません．末梢静脈カテーテルによる血栓は重篤になりにくいのです．

　一方，DVTは筋肉の動きにより移動しやすく，特に**中枢側の深部静脈血栓は肺塞栓を起こすことがあり危険です**．2013年のシステマティックレビューにおいてPICCはCVCよりもDVTの発症率が高いことが報告されました[7]．上肢から挿入したPICCは上肢・下肢の両方におけるDVTの危険因子となりますが，上肢のDVTは下肢のDVTに比べて肺塞栓の発症率が低い[8]とされています．

c. カテーテルの閉塞・断裂・迷入

　PICCに用いられるカテーテルは軟らかい素材でできていることから，ねじれが生じると容易に**閉塞し，場合によっては断裂**をきたします．また，PICCにおいてカテーテルの**先端の移動は頻回に起きる**とされます．上肢の位置や内・外転によりカテーテルの先端が移動することが報告されています[9]．カテーテル先端が移動することにより**血管内皮の傷害から静脈炎，炎症による血栓形成が起こります**．カテーテルの閉塞・断裂・迷入も留置期間が長くなるほど頻度が高くなります．

5. PICCが適切な場合・不適切な場合

　今まで述べてきた各静脈留置カテーテルの特性（**表1**）を踏まえて，臨床でどのように選択したらよいのでしょうか．

　PICCに関する数多くの研究を行ってきたMichigan大学のグループが，2015年に静脈留置カテーテルの適正使用に関する指針を発表しました（Michigan Appropriateness Guide for Intravenous Catheters：MAGIC）[2]．召集された専門家と患者が各静脈留置カテーテルの使用がどういった状況で適切か，もしくは不適切かを検討し報告したものです．**表2**にPICCが適切な場合・不適切な場合を示します．

表1 ■ 末梢静脈カテーテル，従来型CVC，PICCの特徴

	目的	利点	欠点
末梢静脈カテーテル	・短期の輸液，組織傷害性の低い薬剤の点滴	・CRBSIは起きにくい ・DVTの頻度は非常に低い ・短時間でカテーテルが挿入できる	・血管外漏出，閉塞や抜去が起こりやすい
従来型中心静脈カテーテル（CVC）	・長期の輸液 ・組織傷害性の高い薬剤の点滴 ・中心静脈圧の測定，中心静脈血酸素飽和度の測定		・穿刺時に致死的合併症が起こることがある（特に内頸静脈，鎖骨下静脈） ・CRBSIの頻度がPICCと比べて高い（特に大腿静脈）
末梢挿入型中心静脈カテーテル（PICC）	・CVCの目的に加え，頻回・長期の採血	・穿刺時の致死的合併症がほぼない	・DVTの頻度がCVCに比べ高い

表2 ■ PICCが適切な場合・不適切な場合

A. PICCが適切な場合

- 組織傷害性の低い薬剤の投与が6日以上計画される場合（5日以下は不適切）
- 投与期間にかかわらず，組織傷害性の高い薬剤が投与される場合
- 進行性のがん患者において，組織傷害性の低い薬剤を3カ月以上周期的もしくは一時的に投与する場合（3カ月未満の場合は不適切）
- 重症患者において侵襲的な血行動態モニタリングもしくは中心静脈アクセスを15日以上用いる場合
- 入院患者に6日以上頻回（8時間ごと）に採血を行う場合（5日以下の頻回ではない採血のためのPICC挿入は不適切）
- 末梢静脈アクセスが困難である患者に対して間欠的に輸液もしくは頻回（8時間ごと）ではない採血を6日以上行う場合
- 終末期において輸液もしくは緩和医療を行う場合（終末期ではない，もしくはホスピス患者ではない場合において，患者もしくは家族が毎日の採血が楽になることを望む場合は不適切）
- PICC管理に熟達した介護施設に居住している，もしくは入院から在宅へ移行する患者に対して組織傷害性が低い薬剤を15日以上投与する場合

B. PICCが不適切な場合

- ステージ3b※以上の慢性腎疾患（eGFR＜44 mL/分），もしくは最近何らかの腎代替療法を受けた患者（今後，内シャントを造設する可能性があるため）
- 医師もしくは看護師が，適切な基準なしにPICC挿入を要求する場合

※ KDIGO CKD guideline 2012
（文献2より引用）

6. さいごに

　以上，PICCをどのような患者に用いるべきかについて解説しました．MAGICで提唱しているものはあくまで目安として考えてください．というのも，米国ではあまりに安易にPICCが挿入されるため，PICCが不要な患者にも挿入されているという現実があるからです．

　PICCは患者満足度を高め，医療コストを下げる可能性があるデバイスですが，挿入・管理が慣れていない施設では患者に不利益を与えることにもなり兼ねません．すべての医療行為に対していえることですが，最終的には個々の医療者が各患者の特性を考慮して適応を決めていくことが大切です．

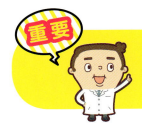

使用目的と患者の状態に応じて適切なカテーテルを選択する．

参考文献

1 ）Choosing Wisely "Five Things Physicians and Patients Should Question"（Society of General Internal Medicine），Released September 12, 2013 ［http://www.choosingwisely.org/］

2 ）Chopra V, et al：The Michigan Appropriateness Guide for Intravenous Catheters（MAGIC）：Results From a Multispecialty Panel Using the RAND/UCLA Appropriateness Method. Ann Intern Med, 163：S1-40, 2015

3 ）O'Grady NP, et al："Guidelines for the prevention of intravascular catheter-related infection, 2011", p11, 2011 ［https://www.cdc.gov/hai/pdfs/bsi-guidelines-2011.pdf］

4 ）Rickard CM, et al：Routine versus clinically indicated replacement of peripheral intravenous catheters：a randomised controlled equivalence trial. Lancet, 380：1066-1074, 2012

5 ）Maki DG, et al：The risk of bloodstream infection in adults with different intravascular devices: a systematic review of 200 published prospective studies. Mayo Clin Proc, 81：1159-1171, 2006

6 ）Chopra V, et al：The risk of bloodstream infection associated with peripherally inserted central catheters compared with central venous catheters in adults: a systematic review and meta-analysis. Infect Control Hosp Epidemiol, 34：908-918, 2013

7 ）Chopra V, et al：Risk of venous thromboembolism associated with peripherally inserted central catheters: a systematic review and meta-analysis. Lancet, 382：311-325, 2013

8 ）Muñoz FJ, et al：Clinical outcome of patients with upper-extremity deep vein thrombosis: results from the RIETE Registry. Chest, 133：143-148, 2008

9 ）Connolly B, et al：Influence of arm movement on central tip location of peripherally inserted central catheters（PICCs）. Pediatr Radiol, 36：845-850, 2006

第1章　PICCの基本

3 PICCで用いる
カテーテルの種類

◆本邦では現在4種類のPICC専用のカテーテルが発売されており，それぞれに特徴がある．
◆近年，本邦でも静脈圧を測定でき，高圧注入が可能なタイプが新しく発売された．このカテーテルは造影剤の高圧注入や中心静脈圧測定が可能である．

1. はじめに

　本邦では現時点（2017年10月）で3社から4種類のPICC専用のカテーテルが発売されています．これらは，材質や挿入方法，先端の形状に大きな違いがあります．海外では，造影剤などの高圧注入が可能なカテーテルが中心となっていますが，本邦でも近年，高圧注入が可能なカテーテルが発売になりました．

2. 材質[1]

　PICC用のカテーテルにはポリウレタン製とシリコン製があります（他のカテーテルに使用されているテフロンやポリエチレンは，PICCでは使用されません）．

　ポリウレタンは薬剤に強いため，さまざまな薬剤を投与することができます．血栓ができにくく，組織適合性が高い素材です．また，張力に強いため加工が容易で，薄く引き伸ばすことでカテーテルの内腔を広げることができます．このため，カテーテルの流速を上げることが可能になります．ポリウレタンのカテーテルは，体内に挿入されると体温で温められて軟らかくなる性質があります．

　シリコンは軟らかく，自在に変形できるため，特にねじれやよじれ（kink）に強い材質です．軟らかいので生体適合性が非常に良く，静脈壁を傷つけることが少ない素材です．また多くの薬剤に耐性があり，ポリウレタンと同様さまざまな薬剤を投与可能です．しかし，張力に弱いため薄く加工すると断裂をきたしやすくなります．このため，シリコン製のカテーテルでは内腔が狭くなり，流速を上げることができません．

29

シリコンも血栓が形成されにくい素材です．このため，長期留置に優れています．ポリウレタンはシリコンより長期留置で血栓ができやすいとされますが，近年コーティング技術の進歩により，血栓ができにくくなりました．

3. カテーテルの形状

カテーテルの形状，特に先端の形状は重要です．先端が開口しているカテーテル（open-ended catheter）と，先端が開いておらずバルブが付いているカテーテル（valved catheter）があります．

Valved catheterは，先端が丸く先端の近くに側口があり，そこに弁（valve）が付いています．この弁は，カテーテルの内圧が上がると外側に開き，陰圧になると内側に開きます（図1）．つまり，薬液を注入するときも開き，血液を吸引するときも開くというわけです．では陽圧も陰圧もかかっていないときはどうなっているかというと，弁は閉じています．このため，カテーテル内に血液が逆流して血栓を形成する可能性がなく，頻回なヘパリンロックは必要とせず生理食塩水によるロック（生食ロック）で可とされています．この構造をもつ代表的なカテーテルの名称であるGroshong® catheter（グローション® カテーテル：BARD Access Systems, USA）が，このバルブ構造の代名詞ともなっています．Groshong型カテーテルは軟らかいシリコンで製造されます．

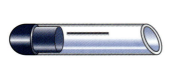
閉鎖（closed）
静止状態
（neutral pressure）

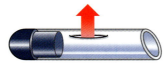
注入（infusion）
陽圧状態
（positive pressure）

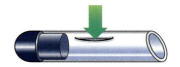
吸引（aspiration）
陰圧状態
（negative pressure）

図1 ● Groshong型カテーテルの開口部
（メディコン社製品カタログより転載）

4. 挿入方法

1) Seldinger法

　1953年，Seldingerは動脈にカテーテルを留置する方法として，ガイドワイヤーを用いました．このため，血管へのカテーテル挿入でガイドワイヤーを用いる方法をSeldinger法（セルジンガー法）とよぶようになりました．Seldingerは動脈へのカニュレーションをガイドワイヤーで行ったのですが，静脈へのカニュレーションでガイドワイヤーを用いてもSeldinger法といいます．現在，Seldinger法は2種類あります．Seldingerは当初，金属針で穿刺してその中からガイドワイヤーを挿入したため，金属針を使う方法をoriginal Seldinger technique（Seldinger原法）とよびます．一方，末梢静脈留置カテーテルのように外筒付きの針を使って穿刺し，金属針の内筒を抜いて外筒を残し，その中にガイドワイヤーを挿入していく方法を，modified Seldinger technique〔Seldinger変法（あるいは，修正Seldinger法）〕とよびます．

2) イントロデューサーを用いる方法

　ポリウレタン製のカテーテルは，ある程度のコシがあるため一般的なCVCのようにSeldinger法で挿入が可能です．

　一方，シリコン製のGroshong型は先端が開口していないことからSeldinger法での挿入は不可能です．このため，シリコン製のカテーテルは，いったんイントロデューサーという外筒を挿入し（穿刺針と同時に外筒を挿入するタイプもあります），その外筒の中へカテーテルを挿入します．PICCのカテーテルは細くて軟らかいので，コシをもたせるためスタイレットをカテーテル内に入れてから挿入します（製品ではあらかじめ内装されています）．では，カテーテルの挿入に使った外筒（イントロデューサー）はどうするかというと，この外筒はpeel awayという特別な構造になっていて（**図2**），カテーテルのハブを両側に力いっぱい引くと2つに裂けて取れてしまいます（Memo p33参照）．そこで，カテーテルだけが残るという仕組みです．

Memo
Seldinger法

　不思議な話ですが，日本では穿刺針で血管の前壁と後壁を貫通し引き戻す際に，カテーテル先端を血管内に留置するという方法をSeldinger法と誤解している方が多くいます．この間違いはいつ誰によって始まったかは不明です．

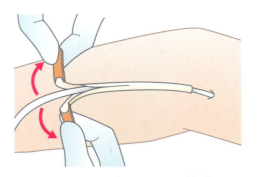

図2●イントロデューサーの構造

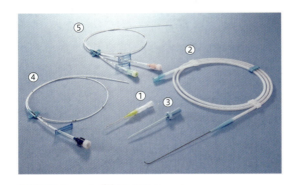

図3●Argyle™ PICC キット
①穿刺針，②ガイドワイヤー，③ダイレーター，④シングルルーメンPICC，⑤ダブルルーメンPICC
（日本コヴィディエン社より提供）

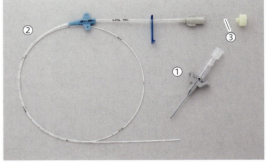

図4●Argyle™PICC キット（through the cannula タイプ）
①peel away 型外筒付き穿刺針，②シングルルーメンPICC，③スタイレット
（日本コヴィディエン社より提供）

5. カテーテルの選択（4種類のPICC）

　現在，国内で使用できるPICCは日本コヴィディエン株式会社（以下日本コヴィディエン社）のPICCキット，株式会社メディコン（以下メディコン社）のグローション®カテーテル，パワーPICC，テレフレックスメディカルジャパン株式会社（以下テレフレックスメディカルジャパン社）のARROW® PICカテーテルの4種類です．

1）日本コヴィディエン社Argyle™ PICCキット（図3，4）

　ポリウレタン製でありカテーテルに適度なコシがあり，一般的に挿入されているCVCと同様に修正Seldinger法で行えます（図3）．このため，修正Seldinger法に慣れた方にはわかりやすい手技です[through the cannulaタイプもあります（図4）]．また，PICC挿入は原則的にX線透視下に施行することが安全とされますが，X線透視装置が利用できない環境では，Seldinger法は危険性を増す可能性があります．長いガイドワ

イヤーが盲目的に体幹部の静脈内に進んでしまうため，X線透視装置を利用しない場合にはthrough the cannulaタイプが望ましいと考えます．

> **Memo**
> **Through the cannula法とは？**
>
> 　Through the cannula法とは，カニューラ（cannula，つまり外筒）を通してカテーテルを挿入する方法です．カテーテルには近位端にハブが付いているので，カニューラはどうするかというと，2つに裂いて捨ててしまいます．この2つに裂ける構造をPeel awayとよびます．
>
> 　カニューラの中を通してカテーテルを挿入する方法に，修正Seldinger法がありましたね．このとき，カニューラの中を通していくのはガイドワイヤーでした．修正Seldinger法ではガイドワイヤーが静脈内に留置できたら，カニューラはガイドワイヤーから抜いて捨てます．
>
> 　カテーテルの挿入方法にはいくつかの方法があります．その違いをよく認識して，間違いのない手順でカテーテル挿入を行ってください．

2）メディコン社グローション® カテーテル（図5～7）

　Groshong型の開口部（**図1参照**）をもつことからSeldinger法で挿入することは不可能です．このため，through the cannula法で挿入します．カテーテルにコシがないのでスタイレットを通したカテーテル（スタイレットは内装されている）をシース（外筒）の中に挿入します．

　穿刺針とシースが一体となっているタイプ（Basicタイプ：**図5**）と，マイクロイントロデューサー（peal awayシース）を修正Seldinger法で挿入し，カテーテルはthrough the cannula法で挿入するタイプ（**図6，7**）があります．挿入手順が複雑なので，取り扱い説明書をよく読んで使用してください．

　前述のように，Groshong型の開口部であることからヘパリンロックが不要ですので**ヘパリン起因性血小板減少症（heparin-induced thrombocytopenia：HIT）の既往をもつ患者に対しては好ましい**といえるでしょう．添付文書では7日間に1回の生食ロックでよいとされています．

　シングルルーメンではカテーテルの根本を切断し長さを調節することが可能です（**図5，6**）．

3）メディコン社パワーPICC（図8～10）

　2016年にメディコン社から発売されました．ポリウレタン製であり，**造影剤の高圧注入や静脈圧の測定が可能なデバイス**です．添付文書では最大5 mL/秒の投与が可能となっています．造影CTを撮影する場合には末梢静脈を太めのカテーテル（20G

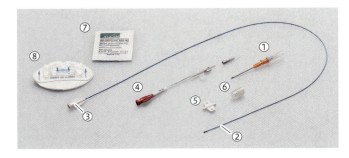

図5 ● シングルルーメングローション® カテーテル（Basicタイプ）

①穿刺針，②グローション® カテーテル，③スタイレット，④カテーテルコネクタ，⑤スーチャウィング，⑥インジェクションキャップ，⑦前処置剤，⑧スタットロック（固定具）
（メディコン社より提供）

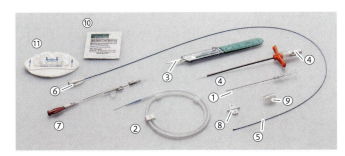

図6 ● シングルルーメングローション® カテーテル（MSTタイプ）

①穿刺針，②ガイドワイヤー，③メス，④シース付マイクロイントロデューサー，⑤グローション® カテーテル，⑥スタイレット，⑦カテーテルコネクタ，⑧スーチャウィング，⑨インジェクションキャップ，⑩前処置剤，⑪スタットロック（固定具）
（メディコン社より提供）

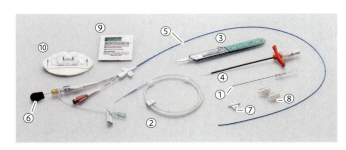

図7 ● ダブル（デュアル）ルーメングローション® カテーテル（MSTタイプ）

①穿刺針，②ガイドワイヤー，③メス，④シース付マイクロイントロデューサー，⑤グローション® カテーテル，⑥スタイレット，⑦スーチャウィング，⑧インジェクションキャップ，⑨前処置剤，⑩スタットロック（固定具）
（メディコン社より提供）
※ダブルルーメンカテーテルはシングルルーメンカテーテルと異なり，留置後にカテーテルは切断できない

以上）で確保するのが一般的ですが，抗がん剤を投与されている症例では末梢静脈の確保が困難です．苦痛の低減および医療効率を高めるために開発され，米国では使用頻度が増えています．

　カテーテル先端の形状は先端が開口しているopen-ended catheterですが，筒状であり先細り構造になっていません（**図11**）．ポリウレタン製ですが，カテーテルはpeal awayシースの中に挿入していきます．Open-ended catheterのため，ガイドワイヤー越しに挿入することも可能ですが［OTW（over the wire）タイプ：**図10**］，スタイレットを用いて挿入もできます［MST（modified Seldinger technique）タイプ：**図9**］．シングルルーメングローション® カテーテルと同様にカテーテルを切断して長さの調節が可能です．**パワーPICCは挿入前に先端を切断**します．

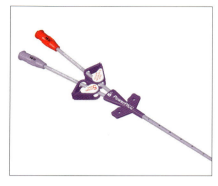

図8●パワーPICCのカテーテル
最大5mL/秒の速度で注入可能とカテーテルに記載があります．
（メディコン社より提供）

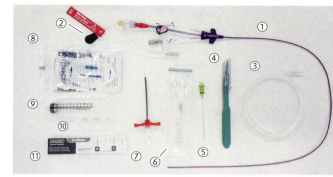

図9●パワーPICC（MSTタイプ）
①カテーテル，②スタイレット，③ガイドワイヤー（50 cm），④メス，⑤イントロデューサー針（穿刺針21 G），⑥イントロデューサー針（シース付きセーフティ穿刺針20 G），⑦イントロデューサー，⑧スタットロック・前処置剤，⑨シリンジ，⑩エンドキャップ，⑪メジャリングテープ
（メディコン社より提供）

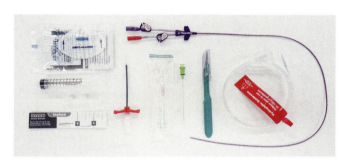

図10●パワーPICC（OTWタイプ）
MSTタイプと違う点はスタイレットがなく，ガイドワイヤーが135 cmと長いことです．
（メディコン社より提供）

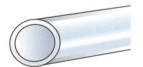 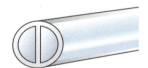 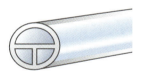

図11●パワーPICCの先端の形状（シングルルーメン〜トリプルルーメン）

4）テレフレックスメディカルジャパン社ARROW® PICカテーテル

　2017年に発売となりました．ポリウレタン製であり，シングルルーメンの一部の製品を除いて最大6 mL/秒の高圧注入が可能となっています（**図12**）．

　ダブルルーメンPICCのキットを**図13**に示します．挿入方法としては，peal awayシースを修正Seldinger法で挿入し，カテーテルは修正Seldinger法で挿入します（シースはカテーテルが挿入された後に捨てます）．長いカテーテル用のガイドワイヤーを使用しなくても挿入できますが，ガイドワイヤーをカテーテルの先端から出さずにスタイレットのように使用することが可能です．

　マルチルーメンカテーテルの近位ルーメンは先端に開口していない（**図14**）こと，先端は先細りであり，血管壁を損傷しにくい構造になっている（**図15**）ことから，長さ調節のための切断は行いません．

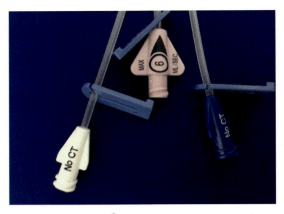

図12●ARROW® PICカテーテルのハブ
高圧対応のルーメンと高圧非対応のルーメンにそれぞれ表示がされていることがわかります．
(テレフレックスメディカルジャパン社より提供)

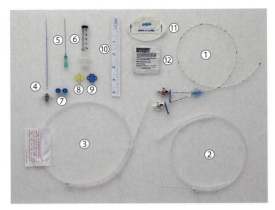

図13●ARROW® PICカテーテルセットHP（high-pressure）
①ダブルルーメンPICC，②ガイドワイヤー45cm（シース用），③ガイドワイヤー130cm（カテーテル用），④peal-awayシース＆ダイレーター，⑤穿刺針21G，⑥シリンジ5mL，⑦ダストキャップ，⑧カテーテルクランプ，⑨カテーテルブルークランプ，⑩ペーパーメジャー，⑪スタットロックドレッシング，⑫前処置材（スタットロック用）
(テレフレックスメディカルジャパン社より提供)

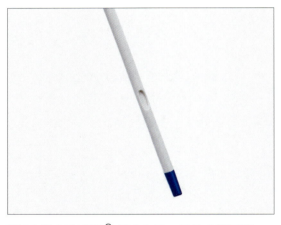

図14●ARROW® PICカテーテルの開口部
近位ルーメンは側方に開口しています．血管壁に側孔があたってしまう可能性はありますが，配合禁忌薬の同時投与が安全に行えます．
(テレフレックスメディカルジャパン社より提供)

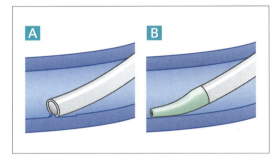

図15●ARROW® PICカテーテルの先端のイメージ図（B）
先端が軟らかく先細り構造になっています．このため血管壁に与えるダメージが少なくなると考えられます．

6. PICCを安全に使うために

　PICCは機械的合併症の少ないカテーテルです．しかし，PICC挿入のとき，ガイドワイヤーを静脈内に落としてしまった，カテーテル内にある細い金属スタイレットを，カテーテルの長さを調節する際に抜かずに切断してしまい静脈内にスタイレットが流れてしまった，などという事故が起こりえます．**ガイドワイヤーやスタイレットは，静脈内に落とすといつの間にか心臓まで流れて死亡事故を起こしてしまいます．**
　安全だといわれるPICCでも死亡事故が起きうるわけです．ガイドワイヤーやスタ

イレットの事故は，取り扱い説明書をよく読んでいれば防げる事故です．しかし，不思議なことに，今まで何度も繰り返し起こっている事故でもあります．本書を読んだ読者がこのような単純なミスをしないように切に願っています．

7. さいごに

　市場拡大に伴いPICC専用のカテーテルは今後，さらに種類が増加することが予想されます．PICCの安全な挿入・管理を行うために，挿入前に先端の形状や挿入方法，カテーテル挿入前に切断して長さを調節する必要があるのか，カテーテル挿入後に内部の金属ステントを抜去しなければいけないのかなどは必ず確認することが大事です．

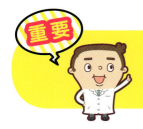

重要 PICCを挿入する前に必ず取扱い説明書を読む！

文献

1）Ives F：Catheter design and materials（Chapter 4）．「Central Venous Catheters」（Hamilton H, et al. eds），pp57-77, Wiley-Blackwell, 2009

Column
PICCは透視室で挿入すべきか？

　CVCをX線透視下に挿入することは稀だと思いますが，PICCはX線透視下に挿入する施設が多いと思います．
　その理由として，
①挿入長が長く，適切な挿入長の予測が困難である
②ガイドワイヤーを盲目的に挿入することによる合併症（血管壁の損傷など）を避ける
などがあげられます．
　しかし，PICCは救急外来や集中治療室といった急性期の患者を扱う場所で挿入することもあります．人工呼吸器，体外循環の補助下にある患者を透視室まで移動させることは危険を伴い，やむをえず透視室以外でPICCを挿入することも予想されます．超音波画像を用いてカテーテルの位置をある程度確認することが可能であ

ることも報告されています[1,2].

米国ではPICC挿入時の放射線被曝を避けるためにX線透視を使用しない挿入法もすでに広く行われています〔シャーロック3CG（BARD Access System），図16〕．これは2つのシステムを用いてカテーテル先端の位置を把握するものです．

まず，先端にマグネットを塗布した特殊なスタイレットと，体表に置く磁場の変化を感知するセンサーを用い，カテーテル先端の位置と方向を確認します．図16の

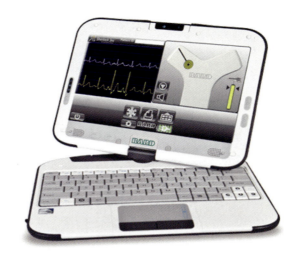

図16 ● シャーロック3CG
（BARD Access Systems）

画面右ではちょうど腕頭静脈から上大静脈に入っていくのがわかります．体表からの深さも把握することができ（体表から深い位置にあるとマーカーが小さくなる），奇静脈に迷入した際には体表からの位置が深くなり気付くことが可能です（第3章-1 p96参照）．あくまでセンサー上のどの位置に先端があるかを見ているものですので，センサーを置く位置が不正確だとカテーテルを適切な位置に留置することは困難です．この欠点を補うのが血管内心電図から先端位置を把握する方法です（図16画面左）．

P波の大きさをモニタリングすることにより詳細な先端の位置を把握します（洞結節に先端が近付くことでP波が増大していきます）．P波が存在しない心房細動の症例には使用はできません．画面左の上（白線）が体表心電図で，下（黄線）が血管内心電図です．現在のところ，パワーPICCでのみこのシステムを利用可能となるようです〔現在，日本で同じ会社から発売されているグローション®カテーテル（BARD Access Systems）にはシャーロック3CG対応のスタイレットが入っていませんので，シャーロック3CGを使用することができません〕．本邦でも2017年内に発売予定となっています．このシステムはX線透視下での操作とは異なるためにどこまで普及するかは現時点では不明ですが，X線透視下ではなくても挿入できる利点が大きく，本邦でも看護師の特定行為としてのPICC挿入が広がると必須の技術になってくる可能性があると考えます．

文献
1) Joshi S, et al：Evaluation of length of central venous catheter inserted via cubital route in Indian patients. Indian J Crit Care Med, 14：180-184, 2010
2) 後藤隆司，他：末梢静脈挿入式中心静脈用カテーテル（peripherally inserted central catheter, PICC）の超音波検査による先端位置予測．日集中医誌，23：671-672，2016

第2章

PICCの挿入

1 PICC挿入前の準備 —————————— 40

2 PICC挿入の実際 ——————————— 49

3 PICC挿入のトレーニング ——————— 72

第 2 章　PICC の挿入

1　PICC 挿入前の準備

◆PICC を挿入する血管として最もよく用いられるのは上腕部尺側皮静脈である．穿刺前には超音波で同定する．
◆カテーテルサイズは血管径に合わせて選択する．カテーテル直径≦静脈径×1/3 以下が目安となる．
◆PICC 挿入前にはモニタリング機器，感染対策，X 線透視機器の確認をする．

1. はじめに

　PICC の利点を引き出すには，超音波ガイド下穿刺を利用して，愛護的に上腕の静脈に挿入し，適切に管理することが重要です．ここでは挿入前の準備として，①静脈の同定と選択，②カテーテルサイズの選択，③穿刺の準備について概説します．

2. 標的静脈の選択：どの静脈を選ぶか？

1）上腕部尺側皮静脈（図 1，図 2A）

　肘関節近くで，通常の末梢静脈穿刺のように穿刺する方法（古典的 PICC）では，静脈径が細いため血栓が発生しやすいことが問題となります．このため，尺側皮静脈は**上腕で穿刺**します．上腕では尺側皮静脈が太いからです．

　上肢を外転すると，尺側皮静脈は腕頭静脈まで直線に近く，PICC の先端を上大静脈まで誘導しやすいという利点があります（図 1，2A）．尺側皮静脈は上腕の中部で深くなり，ほとんどの場合は肉眼では確認できません（図 1）．上腕の末梢側 1/3 より中

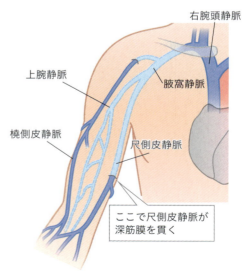

図 1 ● PICC 挿入の標的となる静脈

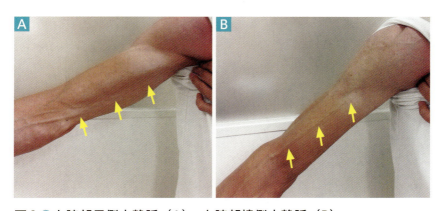

図2 ● 上腕部尺側皮静脈（A），上腕部橈側皮静脈（B）

Aは尺側皮静脈，Bは橈側皮静脈の走行を示しています．痩せた患者では，このように上腕中部でも皮静脈が確認できます．
（文献1より転載）

枢側では上腕動脈や尺骨神経の近くを走行するので，動脈誤穿刺による出血や神経障害が起こりやすいため特別な注意が必要です．

2) 上腕部橈側皮静脈（図1，図2B）

　上腕の中枢側で途切れたり，細くなっていたりすることがあるので，超音波で十分観察して，挿入の適否を考えます．前胸部で腋窩静脈と急な角度で合流するため（図1），PICC先端が対側の壁に当たり，挿入が困難になることがあります．それに伴いカテーテル迷入のリスクも増えます（反転して上腕の静脈に戻ってきてしまう）．松葉杖を使用している患者では，腋窩の圧迫による血栓形成の心配があるので，松葉杖で圧迫を受けない上腕部橈側皮静脈の選択を考慮します．

3) 上腕静脈（図1）

　尺側皮静脈や橈側皮静脈が不適な場合にのみ選択を考慮します．深部静脈であり，動脈や神経の損傷のリスクが高くなります．

　以下にPICCで一番利用する上腕部尺側皮静脈について述べます．穿刺の前に，上腕尺側皮静脈の解剖学的特徴について学びましょう．

3. 上腕部尺側皮静脈は深筋膜を貫く

　上腕部の尺側皮静脈は，肘より5cmほど中枢側（おおよそ上腕の末梢側1/3）で深筋膜を貫き上腕動静脈・尺骨神経・正中神経と同じコンパートメント内に入ります（図1）．

深筋膜に入るまでは，疎な組織の中を走行しているためか，穿刺時に血管が逃げやすい印象があります（針を刺そうとすると静脈が動いてしまい，まるで逃げているかのように見える）．深筋膜に入る様子は超音波でも確認できます．

Memo
コンパートメント

コンパートメントとは，仕切りのある個室のことです．人体解剖学でコンパートメントというと，筋肉，筋膜（筋肉を覆っている膜）や骨などで仕切られた区画を指します．同じコンパートメントの中にあるということは，仕切りがなくお互いに接している状況をいいます．仕切りがないので，静脈を穿刺するとき近くの動脈や神経を容易に傷つけてしまい危険です．

4. 超音波による上腕部尺側皮静脈の同定

肘上5 cm上腕内側で，上腕二頭筋と上腕三頭筋の間（内側筋間中隔）に指を当て，動脈の拍動を探します．拍動が確認できたら，それが上腕動脈です．上腕動脈の周囲には，静脈や神経が多数存在します．静脈は通常2本で動脈を挟むように伴走しています．**静脈はプローブで圧迫すると簡単に潰れるので容易に同定できます（図3）**．一方，動脈はプローブの圧迫で拍動がわかりやすくなります．

動脈に接する浅い位置に正中神経と尺骨神経，後方に橈骨神経が存在します．神経の位置はバリエーションがあるので，必ずしも予想通りの位置にあるとは限りません．しかし，超音波でこれらの神経は比較的容易に同定できます．ただし，判別が難しい症例もあるので，普段から意識して，これらの神経を確認するようにしてください．

図3Aに示すように，上腕動静脈はミッキーマウスの顔と耳のように見えます．顔が動脈で2つの耳が静脈です．圧迫で耳の静脈が簡単に潰れます（**図3B**）．神経は潰れずに残ります．人により，耳（静脈）がどの方向に位置するかは異なります．

上腕動静脈を同定後，その内側に走行する上腕部尺側皮静脈を探します（**図4**）．

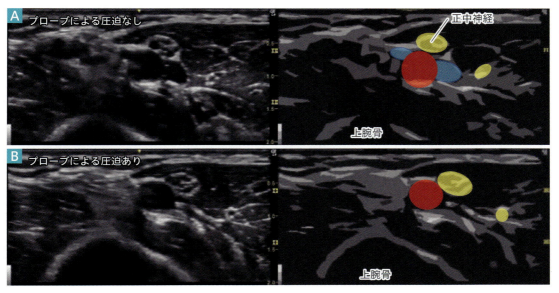

図3 ●圧迫による動静脈の区別，上腕動静脈のミッキーマウスサイン
●上腕静脈，●上腕動脈，●神経

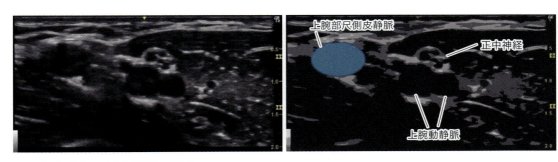

図4 ●上腕部尺側皮静脈の同定
上腕動脈・正中神経の内側に上腕部尺側皮静脈を認めます．

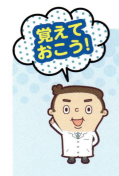

動静脈の判定

　駆血帯を巻くと静脈が潰れにくくなり動脈と勘違いすることがあります．動静脈の判定は，駆血帯を外してカラードプラで観察するのが原則です．脈拍に一致した拍動は動脈，緩やかな流れは静脈．末梢側に向かう流れは動脈，反対に中枢側に向かう流れは静脈です（超音波プローブの表面に向かう血流と離れる血流でドプラの色は決まりますので，短軸で血管を見ると中枢側向きか末梢側向きのどちらに流れているか判定が難しいこともあります）．

　慣れてくると，駆血したままでも血管を3/4程度に潰すように圧迫することで拍動が目視でき，動脈が判定できるようになります．しかし，初心者は慣れるまでは原則に従って動静脈の判定をしてください．

5. 静脈の太さの確認

1）静脈の太さとカテーテルのサイズ

　静脈に挿入するカテーテルのサイズは重要です．なぜなら，カテーテルの存在は静脈の血流を阻害する可能性があるからです．血流の阻害は血栓の形成を意味します．しかし一方で，人体の血液の中では，凝固系と線溶系がバランスをとっています．つまり，血液を固める方向と溶かす方向のバランスです．このため，カテーテルを静脈内に留置することが，イコール血栓というわけではありません．**静脈の径に対するカテーテルサイズが重要**です．

　臨床においては，「静脈の太さ（直径）がこれだけなので，このサイズのカテーテルまで挿入可だ」とか，「このサイズのカテーテルを挿入したいが，この尺側皮静脈の太さでは不十分だ」，といったことを考えなければなりません（Catheter-to-Vein Ratio：Memo参照）．

Memo
Catheter-to-Vein Ratio

　カテーテルサイズと静脈の太さの関係（Catheter-to-Vein Ratio）を，ESPEN（The European Society for Clinical Nutrition and Metabolism，欧州臨床栄養・代謝学会）は，**カテーテル直径 ≦ 静脈径 × 1/3** としました[2]．実際によく使われる4 FrのPICCカテーテル（シングルルーメン）だと，直径1.33 mmなので，静脈の直径は3.99 mm ≒ 4 mmとなります．これはかなり便利な関係です．つまり，5 Frなら静脈径5 mm，6 Frなら静脈径6 mm，もちろん，極細の3 Frなら3 mmとなります．簡単ですね．

　世界の栄養学のトップランナーであるESPENのCatheter-to-Vein Ratioに対して，実は別の基準も存在します．それは，**カテーテルの断面積は静脈の断面積の45％以内**という基準です[3]．この基準をもとにすると4 Frのカテーテル挿入に必要な静脈径は約2 mmとなります．こちらはぐっと小さくなりました．つまり，この基準を採用するとESPENガイドラインで必要とされる静脈よりはるかに小さな静脈にもPICCを挿入してよいことになります．しかし本書では，ESPENの基準を採用することにします．

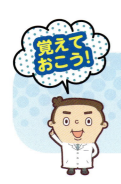

> 覚えておこう！
>
> カテーテル直径は静脈径の1/3以下！ "4Frのカテーテルは径4mm以上の静脈"，"5Frなら径5mm以上の静脈"と覚えよう．

2）血管の細い患者におけるPICC挿入

　末梢静脈ライン確保が困難な患者では，日に何回も末梢静脈を穿刺するという状況があります．このような患者に対してPICCは有効です（将来もっと超音波の普及が進めば，PICCではなく超音波ガイドによる末梢静脈ライン確保が選択肢の1つとなるのですが…）．**図5**は，皮下2cmの深さにある径3mmの尺側皮静脈へPICCが挿入されている超音波断層像です．径が3mmなので細径の3Fr（シングルルーメン，ヘパリンコーティング）のPICCを挿入しました．血流は良好で，3週間後に抜去するまで血栓形成もありませんでした．

　カテーテルに対して太い静脈を要求しているESPENの基準は，PICCを挿入したい術者にとってより厳しい基準となります．というのは，細い静脈にはPICCを挿入してはいけないという意味になるからです．

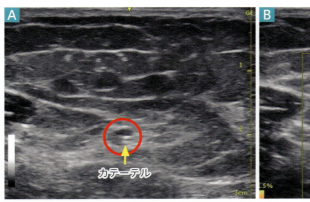
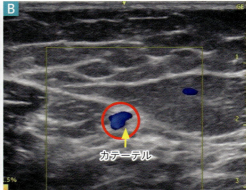

図5 ● 尺側皮静脈に挿入したPICC
A：超音波画像，B：カラードプラ

6. カテーテルの種類を選択する

　PICCのカテーテルは本邦において4種類発売されており，材質はシリコン製とポリウレタン製があります．材質が異なるだけではなく，先端の構造にも違いがあり挿入方法にも違いがあります．患者や留置目的により最適なカテーテルを選択しましょう（第1章-3 p29参照）.

7. 術中モニタリング

　PICCは，CVCのように穿刺時に致死的合併症を起こすことはほとんどないと言ってもよいのですが，実際にはガイドワイヤーやカテーテルが心臓を刺激して不整脈を起こすことがあります．このため，**最低限，心電図をモニタリングする必要がある**でしょう．CVCで必要とされる血圧計やパルスオキシメーターは原則不要です．
　カテーテルの他の静脈への迷入は違和感を引き起こすことがあるので，患者の訴えに常に耳を傾けるようにしてください（ただし，カテーテル迷入で違和感がないことも多いので，違和感がないからといって迷入を否定できるわけではありません）（第3章-1 p96参照）.

8. Maximal sterile barrier precautions

　PICCは末梢静脈からカテーテルを挿入しますが，最終的には中心静脈にカテーテルを留置することから，感染対策は重要です．このためmaximal sterile barrier precautions（MSBP，高度無菌遮断予防策）は必須です．
　PICCでは，カテーテルやガイドワイヤーが長いため，不潔にならないよう大きいドレープが必要になります．また，ガイドワイヤーの湿潤が必要なカテーテルでは滅菌生理食塩水を頻用するため，必ず防水の滅菌ドレープを使用してください（第2章-2 p58，第3章-2 p106参照）.

9. X線透視装置

　X線透視装置は，カテーテルが他の静脈に迷入したときいち早く診断し再挿入することができるので，カテーテル留置を円滑に行うために有用です（第3章-1 p96参照）．手術室でPICCを行う場合，Cアーム（外科用X線撮影装置）を使用することがありますが，Cアームは透視室に常備されているX線透視装置に比べガイドワイヤーを確認することが難しく，慣れが必要です．

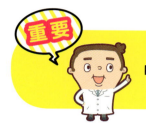

PICC挿入時はMSBPが必須．

文献

1）笹野 寛，他：麻酔科医がPICCについて知っておきたいこと．LiSA，21：102-107，2014
2）Pittiruti M, et al：ESPEN Guidelines on Parenteral Nutrition：central venous catheters（access, care, diagnosis and therapy of complications）. Clin Nutr, 28：365-377, 2009
3）Sharp R, et al：The catheter to vein ratio and rates of symptomatic venous thromboembolism in patients with a peripherally inserted central catheter（PICC）：a prospective cohort study. Int J Nurs Stud, 52：677-685, 2015

Column

挿入長を推測して挿入する方法（図6）

　PICCの挿入は，ガイドワイヤーの迷入や静脈壁損傷などの合併症を避けるため，カテーテル先端を適切な位置に留置するために，X線透視装置を使用することが望ましいとされています．しかし，やむを得ず透視室以外で挿入し，ポータブルX線で位置を確認することもあるかもしれません．ここでは挿入長の予測の手法を紹介します．
①まず血管を超音波で確認し，穿刺ポイントを決めます（図6A）．
②穿刺ポイントから上大静脈までの距離をメジャーで4ポイント（穿刺部→腋窩→右胸鎖関節→右第3肋骨）測ります（図6B，C）．挿入前に胸部X線で肋骨と上大静脈の位置関係（図6C）をおおむね確認しておくと便利です．また，個人差はありますが，上大静脈が右心房に合流する右第3肋骨下縁を目安にすると便利です（図6C）．

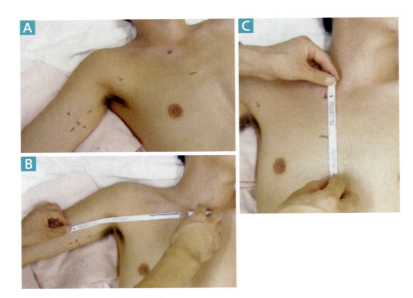

図6 ● 挿入長の予測方法
A：穿刺ポイントを決めマーキングします（穿刺部・腋窩・右胸鎖関節・右第3肋骨）．
B，C：穿刺ポイントから順にメジャーで長さを測定します．

③カテーテル挿入は後述します（第2章-2 p49参照）．
④右腋窩静脈*，右内頸静脈への迷入の有無を超音波で確認します．
　あらかじめ右腋窩・右内頸を消毒し，ドレープで覆い，超音波ができるようにしておくと迷入したとき清潔で再挿入できるので便利です．
⑤ポータブルX線でカテーテルを確認します．

＊　右腋窩静脈に迷入するのは，橈側皮静脈から穿刺する場合（第3章-1 p99参照）

　年齢，性別，身長，体重などから挿入長を予測する方法も試みられていますが[1]，精度が高いとはいえず，複数回のポータブルX線による確認が必要となる可能性もあります．

文献
1) 上原健司, 他：末梢静脈挿入式中心静脈用カテーテル（peripherally inserted central catheter, PICC）の先端位置の予測. 日集中医誌, 22：151-152, 2015

第2章 PICCの挿入

2 PICC挿入の実際 ▶MOVIE

◆PICCを挿入する前にはプレスキャンを行って標的血管を同定し，マーキングしておく．
◆穿刺の際には必ず超音波を用い針先を見失わないようにする．ガイドワイヤーの挿入時には心電図の確認も忘れない．

※本稿の手技は動画でご覧いただけます（p10参照）

1. はじめに

　PICCの挿入法には，肘関節近辺の皮静脈を肉眼で確認し通常の末梢静脈ライン挿入のように行う古典的PICCと超音波を使用する超音波ガイド下上腕PICCがあります（第1章-1 p12参照）．古典的PICCは簡便に挿入できますが，肘の屈曲によりカテーテルの閉塞や静脈炎が発生しやすく，点滴の落ちが悪い，固定がずれるなどといった留置後のトラブルもしばしば起こります．また，穿刺時の神経損傷のリスクもあります．一方で，超音波ガイド下上腕PICCは，肘より中枢側の上腕の静脈（第一選択は尺側皮静脈）をリアルタイム超音波ガイド下で穿刺します．超音波を使用することで，標的静脈の同定と性状（血管の太さ・深さ・走行および血流の程度，さらに血栓の有無など）を確認できます．さらにその周囲の神経，動脈を確認することで，安全が図れるのではと期待されています．しかし，超音波ガイド下PICCの真の有用性を引き出すには，穿刺針を正確に誘導する技術の習得が必要です（第2章-3 p72参照）．

　内頸静脈など他のCVCに比べ，PICCはより細い静脈を標的とするため，より高度な技術が求められます．このため，十分なトレーニングが必要です．しかも，超音波診断装置や使用ごとの消耗品（プローブカバーなど）の購入で経費がかかります．しかし，カテーテル留置後の合併症（血栓，カテーテル感染）が軽減することで，最終的には経費の節減につながるとされています．

2. 穿刺・挿入のセッティング[1]

1) Pre-procedural scan（プレスキャン）と患者の体位

　穿刺の前の超音波による標的静脈の観察は必須です．手を抜かず時間をかけてじっ

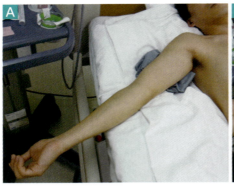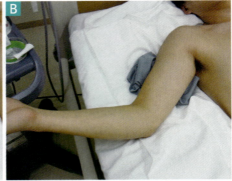

図1 ●穿刺時の体位
A：腕は基本的に伸ばし，外旋・外転させます．
B：Aの体位がつらい場合，肘を若干屈曲させ，腋窩・上腕・前腕にタオルを入れておくと尺側に平面がとりやすく，腕への緊張もとれやすくなります．

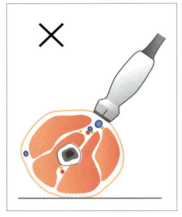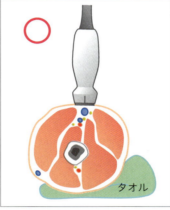

図2 ●プローブの適切な当て方
プローブを斜めに当てて穿刺すると針先を進めるときに手技が不正確になります．
内側にタオルなどを当て，皮膚が平らになるように位置を変え，プローブをできるだけ地面方向に当てられるようにします．

くりプレスキャンを行ってください．穿刺側の腕は基本，伸展・外旋・外転です．もし，その体位で患者が耐えられない場合は，肘を若干屈曲させ，腋窩・上腕・前腕にタオルを入れておくと多くは症状が軽快します（図1）．また，タオルを入れると，プローブを地面に垂直に当てられ，穿刺しやすくなります（図2）．

尺側皮静脈が深筋膜に入る部分より末梢の部分では，肘を伸展しないと穿刺時に血管が逃げやすくなり，深筋膜に入る部分より中枢側での穿刺では，静脈が逃げにくく穿刺しやすいのですが，動脈損傷や神経損傷にさらなる注意が必要です．

覚えておこう！

プレスキャンの際，必要なら会話で患者の緊張をほぐしてあげましょう．「その体位でつらくないですか？」「痛みやしびれはないですか？」など，会話は医療者と患者の互いの信頼につながります．

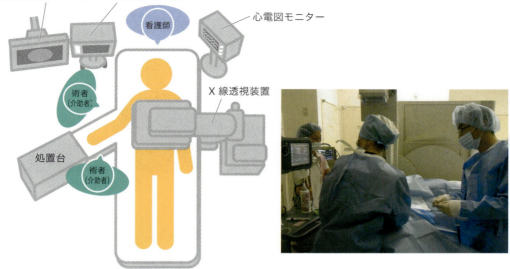

図3 ● 部屋のセッティング
部屋のセッティングは術者の位置と超音波モニターの配置が重要で，可能な限り，術者に対面するように超音波モニターを配置します．処置台は，できれば患者の腕の延長でセッティングします．ガイドワイヤーが不潔にならないように留意します．

2）術者・介助者，看護師の立ち位置と超音波診断装置の配置

　右上腕の尺側皮静脈を穿刺する場合，術者は，患者の右腕と体幹の間もしくは腕の頭側に立ちます．手技の介助者はカテーテル・キットの置いてある処置台の近くに立ち，患者の頭部の右側に超音波診断装置，その背後にX線透視装置のモニター画面を配置します．また，患者頭部の左側に看護師が立ちます．心電図モニターはその近くで，見やすい場所に配置します．透視ベッドに横になっている患者の右胸部にX線透視が入るかチェックします（**図3**）．

3）部屋の明るさを調節

　超音波診断装置のモニターで断層像を見るときやX線透視の際は，部屋をやや暗くします．暗さの程度と，手技の進行で部屋の明るさが変わることをスタッフに周知しておきます．

4）超音波プローブの左右の確認

　プローブの底面（皮膚に接する面：foot printといいます）の右あるいは左端に指を当ててみて，モニター画面の右あるいは左端に描写されるようにします（通常，同じ向きが理解しやすいので，そのように設定します）．

5）画像の設定（Knobology）

　超音波診断装置の機種によって，画面設定の用語が異なります．通常調節するのは，デプス（Depth）とゲイン（Gain）です．

51

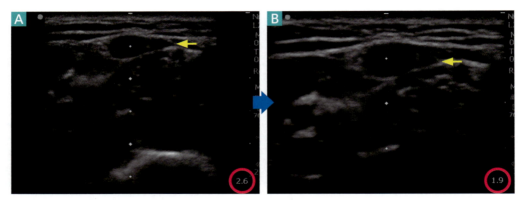

図4 ● デプスの調節
A：縦幅 2.6 cm，B：縦幅 1.9 cm（〇）．
尺側皮静脈（⇨）をなるべく大きく，周囲の組織も確認できるデプスに調節します．

a．デプス（Depth）（図4）

デプスは，文字通り「深さ」を意味します（画面上は，画面最上部～最低部までの距離です）．デプスの調節では，**標的静脈（尺側皮静脈）が画面のやや下に位置するように設定**します（ただし，画面下枠に接するようにしてしまうと，静脈の周囲の組織が見にくくなるので，画面の中央よりやや下と考えてください）．なぜそのような位置に標的静脈がくるようにするかというと，皮膚から静脈までの間が，穿刺針が通過する部位だからです．この設定は，リアルタイム穿刺で針の位置を観察することが目的というわけです．

b．ゲイン（Gain）

次にゲインを調節します．ゲインとは画面の明るさのことです．ゲインの調節は，手技に密接に関係しているので，注意して設定してください．ゲインを上げると画面は明るくなります．このとき，組織の情報量は上がるのですが，針と組織とのコントラストが下がります．つまり，針が見にくくなるのです．簡単にいうと，すべてがギラギラした白い画面になり，その白い中で針の白い点が判別しにくくなるというわけです．一方，ゲインを下げると組織の情報量は減りますが，針の白い点は見つけやすくなります．

実際の臨床では，極端にゲインを上げたり，反対に極端にゲインを下げたりすることはありません．つまり，ゲインをやや上げ気味，あるいはやや下げ気味ということです．皆さんが手技を行いやすいようにゲインを調節してください（p58参照）．

Memo
ゲインの調節でできること

　いつでもゲインは低い方がよいのでしょうか？　いいえ，ゲインはその時々で変えなければなりません．

　例えば，ゲインを上げると組織の情報量が増えるため，血管内の構造物を見つけやすくなります．そうです．血栓を見つけやすくなります．プレスキャンだけでなく，手技としてもゲインを上げて穿刺を行うことがあります．つまり，jabbing motionを見たいときです．通常，超音波の走査線の中に針が入ってこないと針の存在を超音波で確認することはできません．別の言い方をすると，超音波という薄い平面の中に針が入ってこないと，その平面のすぐそばまで針がきていてもわからないということです．Jabbing motionとは，針をキツツキが木をつつくように動かすことで組織を振動させ，それを超音波で捉えることをいいます．つまり，針ではなく針の影のようなものです．Jabbing motionを上手に使うと，針が走査線に入る前に針の位置を簡単に知ることができます．一方，jabbing motionを全く使わない手技もあります（p59参照）．そのときは，ゲインを下げることで針を見つけやすくします．

c.「モード」も活用しよう

　ゲインの調節は，画面全体の調節しかできないタイプと画面の上部～中央～下部まで細かく調整できるタイプがあります．画面全体の調節しかできないタイプは，安い機種だと思い込んではいけません．確かに，非常に古い年代物の超音波診断装置にそういった機種がありますが，最近の機種にもあります．違いは最先端の機種は，超音波を使って何をするかという「モード」があります．血管穿刺だと，例えばVascular mode（血管という意味）などの表示があります．そのモードを選べば，あまり間違うことなく静脈が見やすく針もわかりやすい画面にすることができます．また，皮膚と静脈までの間のゲインがほぼ一律になるように調節されていて便利です．

　一方，画面の上部～中央～下部まで細かく調整できるタイプでは，腹部や甲状腺などの大まかなモードはついていても，画質だけしかカスタマイズされていません．画質というのは，簡単にいうと見た目の印象です．組織に当たって反射してきた超音波はそのままでは2次元画像にはなりません．ある処理を施して2次元画像にするわけですが，その処理のしかたを変えることで，見た目の印象がずいぶんと変わります．例えば，Vascular modeでいうと，血管壁がクリアに見えるような設定になっています．皆さんが普段使っているデジカメにも，顔の輪郭をクリアにするような設定があるので，理解していただけると思います．**血管穿刺では，血管壁の微細な構造よりも，どのラインが血管の壁であるかわかることが重要です．**静脈の前壁を貫いたとき，逆血を確認しなくともはっきりと静脈壁を貫いたことがわかることが必要なのです．

6）プレスキャンの開始[2] MOVIE 1

a．プレスキャンとは

　プレスキャンでは，肘前窩（肘関節の内側）の尺側で，肉眼で尺側皮静脈が確認できたら，血管の輪切りの画像（短軸像）で尺側皮静脈を再度確認（第2章-1 p42参照）し，上腕に向かってスキャンしていきます．**ポイントは2つ，血管の直径（血管径）と走行**です．血管径が細ければ細いほど，また，皮膚から標的静脈までの距離が深いほど穿刺成功率が下がります（1.6 cm以上深いときは，穿刺困難なことが多い）[3]．

　血管走行の確認は，短軸像を血管走行に沿ってスキャンするSweep scan technique[1]（**図5**）**が基本**です．穿刺ポイントを決めたら，プローブを扇のように振ってスキャンするSwing scan（**図6**）もやってみましょう．しかし，Swing scan techniqueは浅くて細い血管には有効ではありません．というのも，スイングをしても静脈の変形がわかりにくいので，血管走行に垂直にプローブを置いているか判然としないからです．そんなときは，**長軸像でスキャンをして，血管走行が真っ直ぐであるか確認**してください．長軸像でのスキャンは，血管径が細いときには，血管走行が真っ直ぐかどうか容易に判別できるからです．一方，血管径が太いときは，血管が真っ直ぐかどうかわかりにくいという特性があります．

> **Memo**
> **Tilting，sliding と Swing scan technique（図6），Sweep scan technique（図5）**
>
> 　一般的なプローブの動かし方として，tiltingやslidingという用語を使用します．これらは，心臓超音波やその他の超音波検査で使われる一般的な用語です．では，tiltingのようにプローブを傾ける操作をなぜSwing scan techniqueと別の用語でよぶのでしょうか？ それは血管穿刺ではプローブの動きだけでなく，「血管走行を確認する」という意味が含まれており，その違いをはっきり認識してもらうため，あえて異なる用語を使用します．血管穿刺では，単に血管に針を誘導するのが目的ではなく，最終的にカテーテルを挿入する（cannulationする）ことに意味があります．別の言い方をすると，針を血管に当てても，損傷して出血させてしまうのでは意味がありません．カテーテルを血管に挿入して初めて成功と言い得るのです．Sliding と Sweep scan technique も同様の関係です．

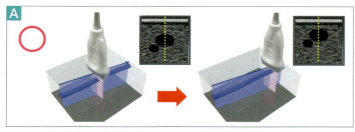
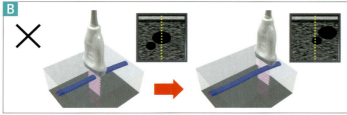

図5 ● Sweep scan technique
A：血管走行に沿って正しくスキャンすると，標的静脈は画像の中央に捉えることができます．
B：血管走行に沿ってスキャンできていないと，標的静脈は画像の中央からずれます．

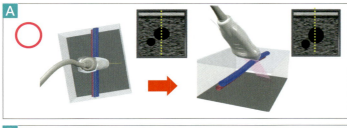
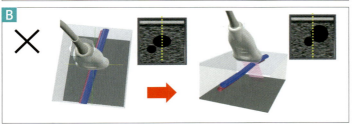

図6 ● Swing scan technique
A：血管走行に垂直にプローブを置くと，プローブを扇型に動かしても標的静脈は画像の中央に捉えることができます．
B：血管走行に垂直にプローブを置いていないと，プローブを扇型に動かしたとき，標的静脈は画像の中央からずれます．
Swing scan techniqueは，尺側皮静脈が深さ5mm程度の浅い位置にある場合は有効ではありませんが，1cm以上の深い場所にある場合は有効です．

b．PICCにおけるプレスキャンとマーキング

PICCでは，尺側皮静脈は比較的浅い位置にあることが多いので，Sweep scan techniqueをして血管走行を把握し，穿刺部位の短軸像を決めます．

皮膚から標的静脈までの距離や血管径も大まかに測定します（超音波診断装置のキャリブレーション機能を使う必要はありません．画面横の表示される大まかなメモリを使って，頭に入れておいてください．穿刺の際のイメージづくりに役立ちます）．上記のスキャンを行って，最終的に穿刺する部位が決まったら，プローブの位置をマーキングします．

マーキングで重要なことは，穿刺の際のプローブの傾きを強く頭にイメージしておくことです．皮膚に皮膚ペン，あるいは油性ペンで短軸像や長軸像を確認したプローブの位置をマーキングします[*1]（図7）[1]．

[*1] マーキングでは，穿刺ポイントを直接マーキングするわけではないので，必ずしも皮膚ペンを使う必要はなく，通常の油性ペンを使ってもよいです．油性ペンの中には，消毒用の1％クロルヘキシジンアルコールに含有するアルコールでも消えない製品があります．

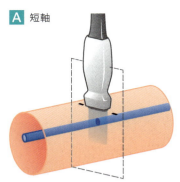
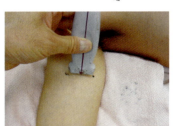
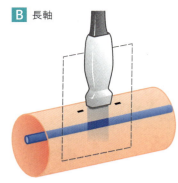
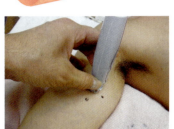
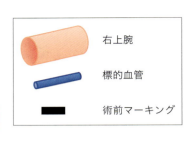

図7 ● 皮膚へのマーキング
皮膚に皮膚ペンで短軸（A），長軸（B）にマーキングします．スキャンのときにプローブの傾きをよく覚えておき，実際に穿刺するイメージをつけておくことが重要です．

3. PICCの最適刺入部位：どこから挿入したらよいのか？

　PICCを穿刺できる血管は尺側皮静脈・橈側皮静脈・上腕静脈（・肘正中皮静脈）です．第一選択は尺側皮静脈です．それは，穿刺成功率が高く，穿刺時合併症・留置後合併症の可能性が低いからです．では，尺側皮静脈といっても，肘から腋窩までの上腕の間で，どの辺りで刺せばよいでしょうか？

　皮膚の見える位置としては，肘（上腕骨内側上顆）から腋窩までを三等分し，腋窩から Yellow Zone（YZ），Green Zone（GZ），Red Zone（RZ）と区分します[4]．Yellow Zone はカテーテル感染が懸念されます．Red Zone はカテーテル屈曲に注意が必要です．この部位では血管が細いため，静脈炎や血栓とそれによる閉塞などにも注意が必要です．以上より **Green Zone を選択するべき**でしょう（**図8**）．また，Green Zone はカテーテルを固定するドレッシングも貼付しやすく，シャワーなどの際にも保護しやすいメリットがあります．

　次に最適血管径はカテーテル径の3倍が目安です．例えば，3Frカテーテルを挿入するためには最大径3mm必要です[4]（第2章-1 Memo p44）．血管径が細い場合にはGZからの穿刺が難しいことがありますので，超音波で確認します．**図9**でみてみましょう．RZでは尺側皮静脈（#2）は4mmあります．同様にGZ（#2）は6.4mm，YZでは上腕静脈（#3）との合流と合わせると9.5mmありました．したがって，どこでも血管径3mmを確保可能ですので，GZで穿刺しましょう．

　結論として，「上腕の真ん中」「血管径3mm」を目安により条件のよい血管を探しましょう．

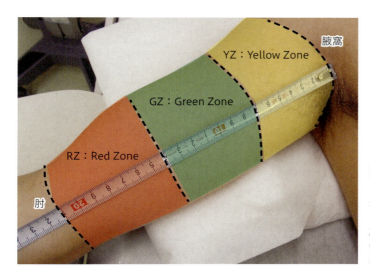

図8 ● 上腕のYellow Zone, Green Zone, Red Zone

右上腕を腋窩から上腕骨内側上顆まで三等分し，腋窩からYellow Zone（YZ），Green Zone（GZ），Red Zone（RZ）とよびます．GZでの穿刺が推奨されます（被験者：30歳，男性）．

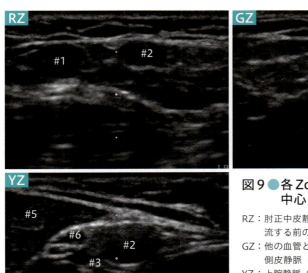

図9 ● 各Zoneでの尺側皮静脈を中心とした超音波画像

RZ：肘正中皮静脈（#1）と尺側皮静脈（#2）が合流する前の像を認めます．
GZ：他の血管と合流することなくほぼ真っ直ぐに尺側皮静脈（#2）を認めます．
YZ：上腕静脈（#3）と尺側皮静脈（#2）が合流し腋窩静脈となる像を得られました．上腕動脈（#4），上腕二頭筋（#5），正中神経（#6）も認めます．頻度は不明ですが，GZで尺側皮静脈と上腕静脈が合流する症例もあります．

4. 短軸アプローチによる穿刺手順　▶MOVIE

　以下に短軸アプローチによる穿刺手順を示します（※注：以下の手順は，すでにプレスキャンが終了し，患者の尺側皮静脈がPICCに最適であると判断された後の手順だとご理解ください）．

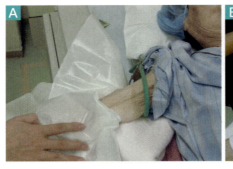 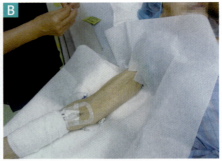

図10 ● 駆血帯の準備
A：駆血帯を準備し，いつでも駆血できるようにセットしておきます．
B：駆血帯および周囲への汚染予防のための未滅菌敷布に一部穴をあけ，腕を通します．その上に腕を置きます（前腕に挿入されている末梢カテーテルは PICC 挿入前に抜去するのが望ましいのですが，実際の臨床では PICC がしっかり挿入されたことを確認後抜去することが多々あります）．

1）セッティングから穿刺前まで　▶ MOVIE 2

①機器のセッティング：ベッド，超音波診断装置のモニター画面や X 線透視装置の配置，および術者・介助者の立ち位置を確認します（**図3**）．

②患者体位（前述）の確保：未滅菌敷布を患者の穿刺側の肩下に敷き，周囲への汚染予防を行います．患者の上肢は外転位（45～90度）とします．腕の付け根（腋窩近く）に駆血帯がいつでも使えるようにセッティングしておきます（**図10**）．

> 駆血帯は，ドレープの上からでも駆血できるよう「駆血帯ピンチ」とよばれる鰐口のクリップが付いているものが便利です．

③マーキング（p55 参照）

④手指消毒：手洗いやアルコールジェル（ローション）で手指を消毒します．

⑤感染防止策：中心静脈穿刺に準じて高度無菌遮断予防策（maximal sterile barrier precautions，第3章-2 p106 参照）を行います．

⑥穿刺部位の消毒：1％クロルヘキシジンアルコールで消毒します．アルコールが禁忌の患者では，ヨード系の消毒薬を使用します．

⑦PICCの穿刺キットの確認：手技の前に必ず取り扱い説明書を読んで必要物品が整っているか確認します．

⑧局所麻酔：極細（27～23G）の針を使い1％リドカイン（キシロカイン®）で局所麻酔をします．

⑨滅菌プローブカバーの装着：プローブのコードを介助者に持ってもらい，滅菌プローブカバーを清潔操作で装着します．

⑩X線透視装置の確認：X線透視装置の動作確認を行います．X線透視で腋窩～右心房までのPICCの挿入経路を確認できるかどうかも確認します．

⑪駆血：術者自ら滅菌ドレープの上から駆血を行うか，介助者がドレープの下から駆血を行います．

⑫標的静脈（尺側皮静脈）の描出（**図11**）：プローブが血管走行に沿って垂直になるように，標的静脈が超音波断層像の真ん中になるように短軸像を描出します．

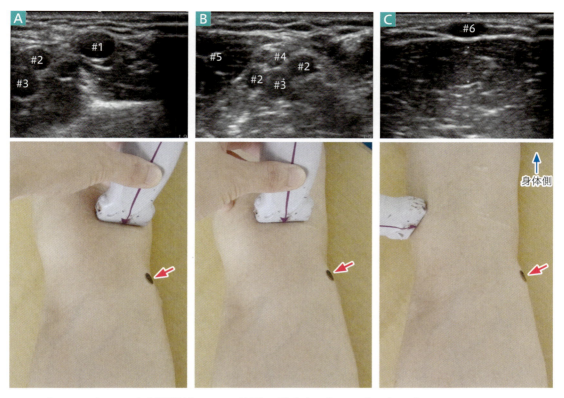

図11 ● PICCとして穿刺可能な3つの静脈の描出とプローブの当て方

右上肢を外転・外旋しています（術者目線での撮影）．
それぞれ，A：尺側皮静脈，B：上腕静脈，C：橈側皮静脈の描出．
#1：尺側皮静脈，#2：上腕静脈，#3：上腕動脈，#4：正中神経，#5：上腕二頭筋，#6：橈側皮静脈
➡：右上腕骨内側上顆

2）穿刺からカテーテルの挿入　▶ MOVIE 3

※以降はフリーハンド（ニードルガイドを使用しないという意味です）の短軸アプローチを解説します（その他の穿刺手技については，別項「ニードルガイドの使用と長軸アプローチ」（p66）を参照してください）．また，ここではガイドワイヤーを用いたカテーテル挿入の手順を示します．PICCのキットにより穿刺の手順は異なります（第1章-3 p29参照）．

⑬**穿刺針の刺入（図12）**：穿刺針を45度の角度で2mm程度刺します．

　針の位置は常に超音波断層像の真ん中（当然，標的静脈も画像の真ん中に位置しているはずですね）になるようにします．

> 皮下の浅い位置では，超音波の特性上，針の位置が確認しにくくなっています（第2章-3 p72参照）．針先が確認しにくい場合は，jabbing motionを使うことが有用な場合があります．また，走査線が針の側に向かうようにプローブを振って針先を確認することもできます．

　針先が確認できたら，いつまでも針先を見続けるのではなく，プローブを振って走査線を針の進行方向へ傾けます（tilting，**図13**）．あるいは，プローブを皮膚に対して垂直にしたまま移動します（sliding，**図14**）．

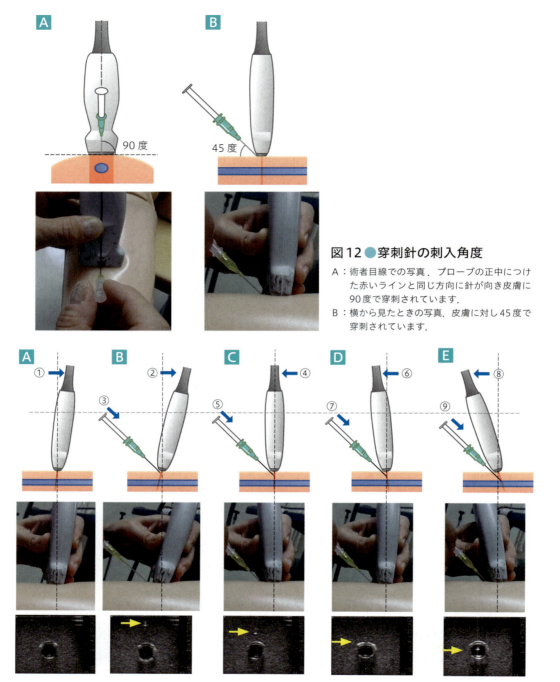

図12 ● 穿刺針の刺入角度

A：術者目線での写真．プローブの正中につけた赤いラインと同じ方向に針が向き皮膚に90度で穿刺されています．
B：横から見たときの写真．皮膚に対し45度で穿刺されています．

図13 ● プローブと針の動かし方（foot printを固定しtiltingしながら行う方法）

上段にイラスト，中段にシミュレーターを用いた穿刺の写真，下段に超音波モニターでの血管と穿刺針先の位置を表示します．操作手順はAからEに進みます．
A：①のごとく，やや手前に超音波走査線をもっていきます．
B：②さらに若干超音波走査線で針を迎えにいくようにして，③針を2〜3 mm穿刺し，針先を超音波モニターに捉えます．
C：④超音波走査線を針先より前を捉えるようにtiltingし，超音波モニターで針先が消えたところでプローブの動きを止めます．⑤を進めていき，超音波モニターに針先を捉え，針の動きを止めます．針先が血管に近づいていきます．
D：Cと同様に⑥，⑦と動きます．血管前壁直上に針先がくると超音波モニター上は針先が見にくくなりますが，血管壁の抵抗を感じ取ってください．また，血管壁に当たったときは，ハートマークに血管形状が変化します[1]．
E：⑧超音波走査線を前方に捉えるようにしておき，⑨血管を穿刺します（Target signが確認できます）．さらに後壁を貫いていないかも確認します．

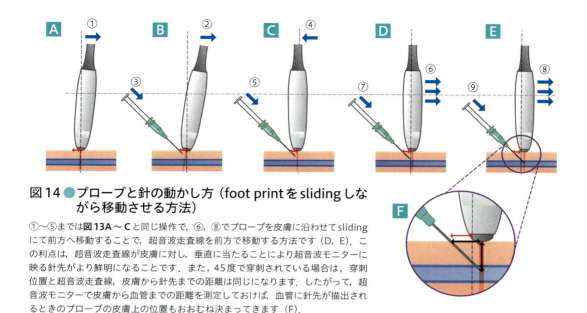

図14 ● プローブと針の動かし方（foot print を sliding しながら移動させる方法）

①〜⑤までは**図13A〜C**と同じ操作で，⑥，⑧でプローブを皮膚に沿わせて sliding にて前方へ移動することで，超音波走査線を前方で移動する方法です（D，E）．この利点は，超音波走査線が皮膚に対し，垂直に当たることにより超音波モニターに映る針先がより鮮明になることです．また，45度で穿刺されている場合は，穿刺位置と超音波走査線，皮膚から針先までの距離は同じになります．したがって，超音波モニターで皮膚から血管までの距離を測定しておけば，血管に針先が描出されるときのプローブの皮膚上の位置もおおむね決まってきます（F）．

⑭**針先の確認**：プローブを針よりも先行させると，いったん針先（高輝度白点）は見えなくなります．しかし，プローブがごくわずか先行しているだけなら，針をほんの少し進めるだけで針先を確認できるはずです．このように，**針先の高輝度白点を見つけたら，プローブを少しだけ動かして走査線を先行させ，針を進めて再び針先の高輝度白点を見つける（inchworm*2 technique）**ことを続けることで，針先を常に確認しながら標的静脈に向かって進むことができます．

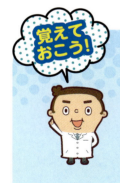

短軸で最も陥りやすいトラブルが針先を見失うことです．この場合，まず，超音波モニターのセッティング（特にデプスとゲイン）を確認してください．次に針の穿刺角度とすでに刺している針の距離を確認してください．案外，すでにもう針を深く穿刺してしまっているかもしれません．そのときは，静脈を「いわゆる串刺し」にしてしまっている可能性があります．いずれにしても，まず，針はそのまま動かさず，プローブのみを動かします[5]．少し jabbing motion は必要です．プローブの foot print を一度皮膚から離し，針が穿刺している皮膚にプローブを針につけながら当てます．ゆっくり jabbing motion を行いながら，穿刺部位から離れるように sliding していきます．途中で針のシャフトを認めます．一度シャフトを認めたら，それを見失うことなく，jabbing motion をしながら，プローブで針先を追っていきます．

＊2　inchworm：尺取虫．

⑮**静脈壁への刺入**：穿刺針が静脈前壁に到達したら，針を静脈の前壁に押し当てるようにして，スナップを効かせて前壁だけを貫くようにします（push and stick）．

> 後壁まで貫いてもよいと主張する人がいますが，後壁を貫いた針を戻してくるとき，静脈内に針先をうまく留めることができないと出血してしまいます．特に駆血帯をして静脈内圧が高くなっている場合はなおさらです．皆さんが手背や前腕の皮静脈を肉眼で確認して穿刺する場合（つまり，普通の末梢静脈ライン確保）は，できるだけ前壁だけを貫いて針を静脈内腔に進めようとするはずです．なぜなら，静脈を後壁まで貫いてしまった場合，針を不用意に動かすとあっという間に血腫ができて失敗してしまいます．それでも成功することはあるかもしれませんが，高い成功率は望めません…．
> 日常臨床で経験している末梢静脈の特性は，ほんの少しだけ深い位置にある尺側皮静脈でも同じです．PICCだけ違うということはありません．「**後壁穿刺はしないようにする**」ことが，PICCにおいても成功のコツなのです．

⑯**逆血の確認と外筒の挿入**：静脈血の逆血を認めたら，1〜2mm針を進め（※静脈内に穿刺針が入っても，外筒が静脈内腔に入っていない場合があります），再度逆血を確認します．比較的細い静脈に挿入するときは，Target signの描出（**図13E**，Memo参照）が成功のコツです．

Memo
Target sign

Target signとは，静脈の中央に針先を位置させることです．形が的（ターゲット）のようになります．最初にTarget signを得ると針先が静脈内に入っていることを意味し，プローブを1〜2mm slidingしてさらにもう一度Target signをつくると外筒が静脈内に入ります．この操作は末梢静脈穿刺で逆血確認の後，針先を少しだけ進めて外筒を挿入することと同じ意味です．

⑰**ガイドワイヤーの挿入**：ガイドワイヤーをゆっくり挿入し，X線透視で上大静脈へ向かっている先端を確認します．

このとき，ガイドワイヤーが思うように進まなかったら，超音波でガイドワイヤーが静脈内にあるか観察します．短軸像と長軸像でガイドワイヤーが静脈内にあることを確認します（**図15**）．ガイドワイヤーが静脈内にあるにもかかわらず，ガイドワイヤーの挿入が困難なら，駆血帯の外し忘れがないかどうかチェックします．それでもだめなら，カテーテルが他の細静脈へ迷入してないかX線透視を使って注意深く観察します．もし他の細静脈に迷入しているなら，X線透視下にガイドワイヤーを操作し，迷入血管から抜きます（第3章-1 p96参照）．

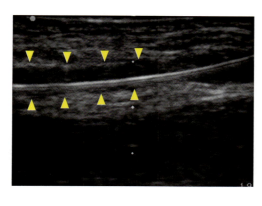

図15 ●ガイドワイヤーの確認
ガイドワイヤーは，短軸では確認しにくいため，長軸で確認します．長軸ではガイドワイヤーは後壁に沿って確認されます（▷）．

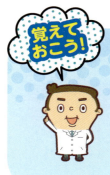

その他，ガイドワイヤーが進まない原因としてvasospasmがあります．Vasospasmとは血管攣縮のことです．静脈がキュッと絞まってしまうので，抵抗が強くなってガイドワイヤーが進まなくなります．過度の緊張や痛みがvasospasmの原因なので，局所麻酔の追加をしたり，患者がリラックスするまで待つとよいでしょう．

⑱**バイタルサインの確認**：穿刺時に**患者が異常感覚を訴えたら末梢神経障害を疑い，操作を中断**します．**心電図の発信音にも注意を払いましょう**．ガイドワイヤーやカテーテルを必要以上に挿入すると心臓に達し，刺激によって不整脈が起こります．通常は，深くなった分引き戻せば不整脈は消えますが，稀に不整脈が持続することがあるので十分に注意してください．

> 術者だけでなく介助者も起こり得る合併症の知識を共有することで，安全を図ることが重要です．えてして，経験の少ない術者は手技に夢中になって心電図の発信音の異常に気が付かないことがあるからです．

⑲**ダイレーターの挿入**：ダイレーターは太いため，穿刺針の挿入に比べ局所麻酔が不十分だと痛みが起こります．このため，通常ダイレーター挿入前に局所麻酔を追加します．ダイレーターの挿入の際はガイドワイヤーがキンクしないようにゆっくり挿入します．血管内に挿入し次のカテーテル挿入の準備をしてダイレーターを抜去します．

⑳**カテーテルの挿入**：カテーテルを挿入します．その際に，挿入部手前の皮膚は挿入と反対方向に軽く張力をかける（countertraction）と挿入しやすくなります．ただしカテーテルを挿入している手と反対の手は，ガイドワイヤーが静脈内に落ち込むのを防ぐためにガイドワイヤーの端を把持していないといけないので，手技的に少し難しくなります．通常，countertractionは挿入の最初だけ行えば有効なので，**ガイドワイヤーの把持により注意を払ってください**．

㉑**カテーテル先端位置の確認**：上大静脈の下1/3に留置します[4]．それ以上浅い場合は，血管径が細いため血栓の形成が起こりやすいとされています．しかし，上大静脈下1/3というのは，実際にはわかりにくい指標です．簡易的には**気管分岐部の高さをカテーテル先端位置の目標にする**のがよいでしょう．

気管分岐部を指標にする理由は，心膜翻転部が気管分岐部の尾側にあるからです．心膜が存在する部位から尾側にカテーテル先端が位置する場合，カテーテル先端の刺激で静脈壁に損傷が起こると，そこから流れ出た血液が心嚢内に溜まります．つまり，心タンポナーデを起こすのです（第3章-1 p100参照）．

㉒**逆血の確認**：カテーテルの注入口に注射器を接続し逆血を確認します．逆血はカテーテルが血管内に入っていることを意味しますが，**動静脈の区別が難しいことを知っている必要があります**．特に，PICCではカテーテルが長く内腔が細いため，動脈に入っているサインである拍動性の逆血がわかりにくいと考えられます．

PICCを尺側皮静脈で確保した場合，穿刺時に動脈の損傷を起こすことはなく，軟らかいカテーテルが挿入によって静脈壁を貫くことも起こりにくいため，動脈誤穿刺を心配する必要はありません．ただ，長期留置において静脈壁損傷は起こり得ます（第3章-1 p96参照）．

㉓**血栓予防**：逆血を確認したら生理食塩水かヘパリン添加生理食塩水をカテーテル内に充填（通称：生食ロックあるいはヘパロック）し，カテーテル内の血栓形成を予防します．

㉔**ドレッシング材の貼付**：滅菌ドレッシング材で刺入部を覆い（刺入部観察のため透明なものがよい），カテーテル固定具で抜けないように固定します．

固定具は無縫合で固定できる粘着性の専用固定具がよいです（p68参照）．理由は，カテーテル固定を結紮で行う場合，カテーテル本体の固定で内腔が閉塞することがあるからです．縫合型の固定具を使用する場合，カテーテル本体を結紮しないで済むタイプを選ぶとよいでしょう．縫合糸を用いる場合は，感染防御を考慮してナイロン製を使用します．

㉕**記録**：**カテーテルの挿入長は重要です．必ず記録しておきます**．術記録だけでなく看護記録にも残るよう看護師にカテーテルの挿入長を伝えましょう．腕の違和感やしびれなどがないことを確認し終了です．PICCの先端は移動することがあるため，胸部X線写真を撮影し，挿入時の記録として残します．

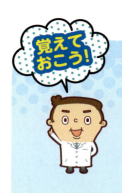

超音波ガイド下PICCは，選択した静脈の穿刺が一度失敗すると，その後の穿刺が非常に困難になります．一発で成功することが重要です．このためにも，**可能な限り静脈の前壁のみを穿刺するよう心がけましょう**．静脈を「串刺し」にする後壁穿刺は，静脈周囲へ血腫を形成し，成功しても血管壁のダメージを引き起こすと考えられます．静脈に優しい穿刺を目指すことが，挿入後のカテーテル管理の成功にもつながります．

5. 超音波ガイド下穿刺における注意点

1) 針先とシャフトの見え方の違いは針の角度により異なる
〜超音波診断装置における静脈留置針の見え方

　注意すべきは，針先と針シャフト部の見え方の違いは，穿刺する角度によって異なることです．「針先」は穿刺する角度の影響をあまり受けず，穿刺角度が大きくなるとわずかに見えにくくなるのみです．一方，「針シャフト部」は穿刺する角度によって見え方が大きく異なり，角度が大きい（針を立てる）と見えなくなります．角度が大きくなると超音波ビームがプローブに帰ってこなくなるためです．この事象を理解していないと針を進め過ぎ，針先が思わぬ場所を穿刺し合併症を誘発します．

　針を立てるとシャフトが見えにくくなるのは短軸アプローチ（Out of plane法）（**図16**）でも長軸アプローチ（In plane法）（**図17**）でも同様です．血管が深くに位置する上腕静脈の穿刺が困難であることが理解できると思います．

2) 血管に対し針が相対的に太いと容易に後壁穿刺となってしまう

　血管に対して針が相対的に太い場合には，駆血で静脈が拡張していても針先が後壁を貫くことがあります．そのため細めの血管を穿刺するときには針への血液逆流がなくても，すでに後壁穿刺をしているかもしれないということを理解しておいてください（**図18**）．

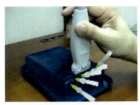
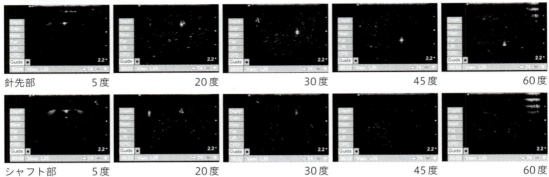

図16 ● 種々の角度における穿刺時の針先とシャフト部の見え方：短軸アプローチ（Out of plane法），24G留置針

短軸アプローチにおいて，針刺入の角度が大きくなると針先は見えるが，針シャフト部は見えなくなる．
（文献5より転載）

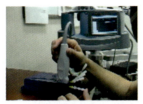
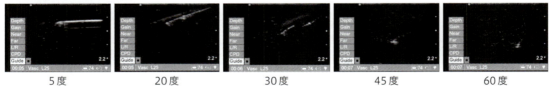

図17 ● 種々の角度における穿刺時の針の見え方：長軸アプローチ（In plane法），24G留置針

長軸アプローチで穿刺する際にも，針を立てるとシャフト部は見えにくくなる．

6. ニードルガイドの使用と長軸アプローチ

　手技に慣れない初学者にはニードルガイドを使用することも成功率を高める方法の1つといえるでしょう．
　また，今まで短軸アプローチについて話してきましたが，長軸アプローチについても解説したいと思います．

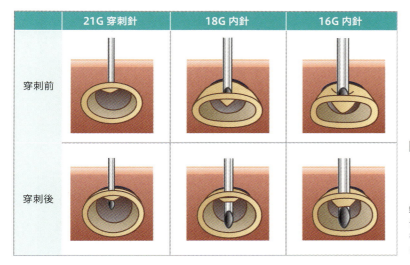

図18 ● さまざまな太さの針によるゴムチューブへの穿刺（60度穿刺）

針が血管に対して相対的に細いほどチューブの潰れが小さく，後壁穿刺をしにくい．
（テルモ社資料を参考に作成）

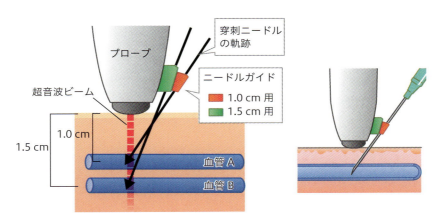

図19 ● ニードルガイド使用の穿刺（短軸アプローチ）

1）短軸アプローチ

　短軸アプローチでニードルガイドを使用する場合は，皮下から血管中央までの距離を測定し，使用するニードルガイドを決定し（**図19**），穿刺角度を固定して行います（**図20A**）．もしくは，ニードルガイドの距離に合うようにプローブを傾けたり，皮下の局所麻酔の量で距離をコントロールします．針先が超音波走査線を超え，描出されるピンポイントを通り過ぎても同部位に穿刺針のシャフトが描出されますので，**気付いたときには針が深く入り，血管を串刺しにしている可能性がある**ので，慎重に針を進めることが重要です（針が立っている場合はシャフトが見えない場合もあります．**図16**参照）．

2）長軸アプローチ

　一方，長軸アプローチはプローブを固定して穿刺角度を自分で調整しながら穿刺します（**図20B**）．蛇行がない血管を探し，ニードルガイドを用い，リアルタイムに穿刺

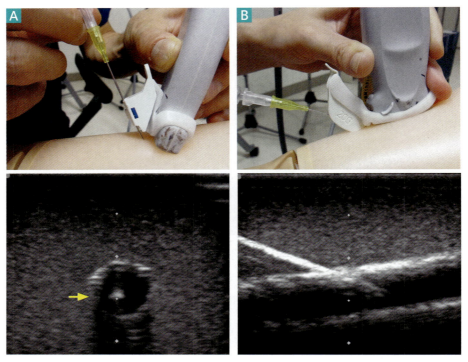

図20 ● 短軸アプローチ（A），長軸アプローチ（B）と超音波画像
血管内に描出された針先（➡）．

する three-step method[6] です．血管の上に針がのったら，若干血管に対し針を立てて穿刺し，血管内に針が入ったら，再度針を寝かせるのがコツです．長い針を使わないと超音波の走査線に針先が届かないことがあること，穿刺針のサイズに合ったニードルガイドを装着することに注意が必要です．

7. PICCの固定[7]

　　PICCの皮膚固定は，可能な限り縫合固定はしない方がベターです．それは，感染・閉塞の予防に関して有効だからです．
　　皮膚にダメージを与えれば与えるほど皮膚からの感染率が高まります．それは，縫合することによる皮膚への血流の低下，糸の汚染が考えられます．「血管内留置カテーテル関連感染予防のためのCDCガイドライン2011」では，カテーテル固定器具に関して，無縫合固定器具を使用することが，カテゴリーⅡではありますが支持されています[8]．また，カテーテル自体を縫合すると機械的閉塞が増え，閉塞までの時期が早まります[7,9]．

しかし，皮膚固定を縫合しないと事故（自己）抜去が増えるのではとの懸念があります．そこでドレッシング材のみで固定性のよいものとして，ソーバビュー・シールド（センチュリーメディカル社），スタットロック（メディコン社のキットに含まれています．第1章-3 p34参照）などがあります．また，通常のフィルムドレッシング材の工夫でも可能かもしれません．

大切なことは，感染・閉塞などの管理面での合併症を増やすことなく，事故抜去も増やさないことです．

1）ドレッシング材を用いたカテーテル固定

コツは，ドレッシング材内でカテーテルをグルグルと"とぐろ"を巻くようにするとドレッシング材が浮いて，剥がれやすくなりますので，**できるだけ真っ直ぐ（つまり0度）から左右に180度以内でドレッシング材からカテーテルを出し，さらに余剰カテーテルがあれば，テープで固定します**．カテーテルを曲げれば曲げるほど閉塞しやすいと考えられます．それは，カテーテルを川でたとえると，蛇行している川には砂利が多く残り，真っ直ぐな川は流れがスムーズです．カテーテルの内腔に薬液などの結晶が付着しますが，蛇行しているよりも真っ直ぐの方が流れはスムーズですので付着しにくいと考えられます．どこまで曲げることが許容されるという基準はありませんが，閉塞の要因はそれだけではないので，少しでも閉塞要因を減らしておく必要があります．

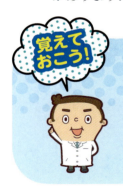

ドレッシング材でのカテーテル固定のコツ
①なるべく急峻なカーブをつくらない
②肘をまたいでループをつくらない
③カテーテルをクロスしない
④ドレッシング材の中でカテーテルの"とぐろ"をつくらない

図21にソーバビュー・シールドでドレッシングした後の固定を示します．カテーテル固定の例として参考にしてください．①〜③の順で貼付しています．
①ソーバビュー・シールドを貼付します（**図21A**）．そのとき，カテーテルの目盛がなるべく可視化できるようにします．抜去していないかなどの刺入部観察のときに役立ちます．
②カテーテルで機械的な皮膚へのダメージがないように刺激性のないテープを貼付し，その上にカテーテルを置きます（**図21B**）．
③比較的粘着力のあるテープで余剰カテーテルを固定します（**図21C，D**）．

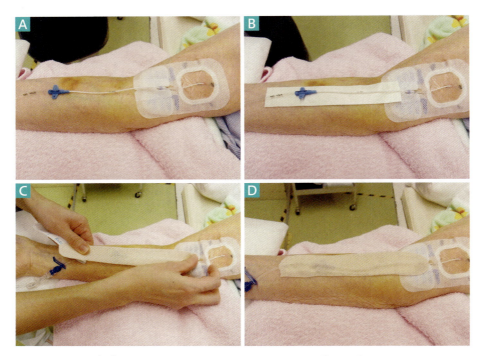

図21 ●ソーバビュー・シールドによるドレッシングと固定

2）事故抜去を防ぐ工夫

　事故抜去リスク因子は精神的／意識障害，関節拘縮症例ですので，事故抜去が懸念されるときは，患者によってカテーテルと輸液ラインの出す向きを検討する必要があります．例えば，せん妄により手の動きが不安定で事故抜去が気になるときは，手にミトンを装着しつつ，輸液ラインを胸部にあるいは逆に手の甲へ誘導するなどの工夫が必要になります．しかし，糸で縫合しても事故抜去が軽減できるわけではないので，縫合してもしなくても結果が同じであれば，縫合しない方がよいです．

　縫合が必要になるのは，何かの理由でドレッシング材が貼付できないときです．例えば，皮膚が脆弱な患者では穿刺部位より皮下の液体がしみ出てきたりしますし，ドレッシング材に対しアレルギー性皮膚障害がある患者もドレッシング材の貼付が困難です．

3）その他の注意点

　ドレッシング材自体の素材としては，①刺入部が見えること，②皮膚が浸軟しないよう水蒸気透過性で通気性はあること，③防水性，④皮膚常在菌の増殖を制御し外部からの細菌の侵入を防ぐこと，⑤カテーテルを安定させる一定の粘着力があり皮膚へのダメージを最小限にされていること，かつ⑥低アレルギー性の素材，⑦皮膚への追従性が求められます．

　また，コストパフォーマンスも重要です．前述した無縫合固定具は通常のドレッシング材より高価です．どのドレッシング材を使用するかは各施設の事情で統一ルールを決めて使用することが重要です．

引用文献

1）西條文人，他：Ultrasound-guided PICCの臨床—穿刺は1回で成功させよう！　LiSA，21：112-116，2014

2）德嶺讓芳：CVCインストラクターズガイドver.3，pp1-24，日本医学シミュレーション学会，2016［http://jams.kenkyuukai.jp/special/?id=7184］

3）Panebianco NL, et al：What you see（sonographically）is what you get: vein and patient characteristics associated with successful ultrasound-guided peripheral intravenous placement in patients with difficult access. Acad Emerg Med, 16：1298-1303, 2009

4）Dawson RB：PICC Zone Insertion Method™（ZIM™）: A Systematic Approach to Determine the Ideal Insertion Site for PICCs in the Upper Arm. J Assoc Vasc Access, 16:156-165, 2011

5）笹野 寛，他：麻酔科医に必要な超音波ガイド手技のポイントと教育（第1回）超音波ガイド下血管穿刺③超音波ガイド下血管穿刺の合併症と環境整備. 日本臨床麻酔学会誌，33：470-475，2013

6）Tokumine J, et al：Three-step method for ultrasound-guided central vein catheterization. Br J Anaesth, 110：368-373, 2013

7）西條文人，他：無縫合で末梢挿入型中心静脈カテーテルを固定するドレッシング材の効果．外科と代謝・栄養，48：107-113，2014

8）O'Grady NP, et al：Guidelines for the prevention of intravascular catheter-related infections. Clin Infect Dis, 52：e162-e193, 2011［https://www.cdc.gov/hai/pdfs/bsi-guidelines-2011.pdf］

9）Baskin JL, et al：Management of occlusion and thrombosis associated with long-term indwelling central venous catheters. Lancet, 374：159-169, 2009

第2章　PICCの挿入

3　PICC挿入のトレーニング

◆超音波ガイド下で行う上腕PICCは，①穿刺する血管が細い，②血管が浅く脂肪の中にある，③血管壁が薄く内圧が低いといった理由により，CVCに比べ高度な技術が必要とされれる．

◆血管の穿刺方法にはIn plane法とOut of plane法があるが，利点と欠点を理解しどちらもマスターして症例によって使い分ける．

◆超音波ガイド下穿刺の技術向上のためには専用のトレーニングモデルが有効である．

1. はじめに：CVCとPICCの手技は別のもの

　　本書の読者のなかには，超音波ガイド下CVCの経験がある方がいるかもしれません．しかし，**CVCとPICCは同じ超音波ガイド下穿刺でありながら，全く別の医療技術と考えてください**．CVCのトレーニング法やトレーニングモデルは参考にはなりますが，PICCの訓練に直接は役に立ちません．CVCとPICCの超音波ガイド下穿刺のどちらが高度な技術かといえば，圧倒的にPICCが難しく高精度の穿刺技術が要求されます．超音波ガイド下CVCをマスターした人が同じ技術でPICCを行おうとしてもうまくできないことがあるのはこのためです．PICC専用のトレーニングモデルを用いて技術習得のステップを1段登る必要があります．

2. CVCとPICCの違い

　　肘の近くの静脈を目視で穿刺する古典的なPICCと異なり，超音波ガイド下上腕PICCは上腕の中ほどにある皮下静脈を穿刺対象にします．CVC挿入で穿刺する血管と皮下静脈の超音波解剖上の相違点として次のような点が考えられます．

1) 血管が細い
2) 血管が浅く脂肪の中にある
3) 血管壁が薄く内圧が低い

72　必ずうまくいく！PICC

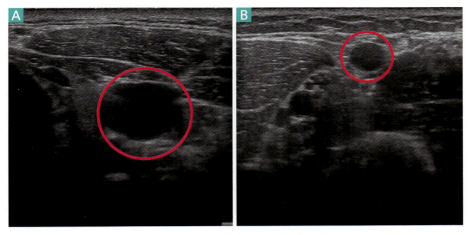

図1 ● 内頸静脈（A）と尺側皮静脈（B）の超音波画像
○：静脈

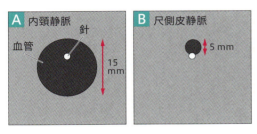

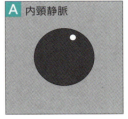

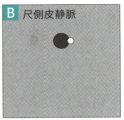

図2 ● 静脈の太さと穿刺針のイメージ　　図3 ● 穿刺針が側方にずれた場合のイメージ

　どれも当たり前のようですが，超音波ガイド下穿刺における意味合いを理解しておく必要があります．

1）血管が細い

　図1に同じスケールで描出した内頸静脈（**図1A**）と尺側皮静脈（**図1B**）を示します．血管の太さが1/3とすると，超音波ガイド下穿刺の精度は3倍なければ失敗する可能性があります．

　例えば前後径が15 mmの内頸静脈があったとして，針が前壁を貫いてから5 mm深部に達しても血管内に針先があり安全です（**図2A**）．しかし同じ穿刺精度で直径5 mmのPICCの血管を穿刺すれば後壁を貫いてしまうことになります（**図2B**）．

　同様に血管の中心から横方向に5 mmずれたとしてもCVCであれば血管内に針先は留まりますが（**図3A**），PICCでは血管に当たらないことになります（**図3B**）．つまり**PICCでは深部方向にも側方向にもCVCの数倍の穿刺精度が要求される**ということです．

2）血管が浅く脂肪の中にある

　浅い血管の穿刺がより難しいというのは奇異に聞こえると思います．末梢静脈から

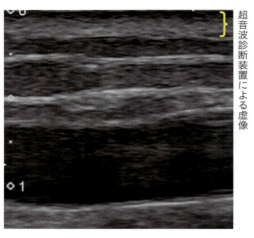

図4 ●超音波画面の拡大図（浅い部分）

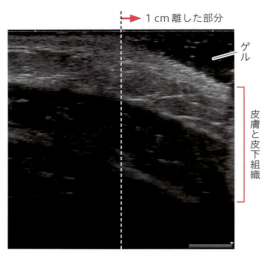

図5 ●プローブを皮膚から1cm離した場合の見え方

　の採血では浅くてよく見える血管の方が穿刺が簡単だからです．PICCで浅い血管の穿刺が難しいのは超音波診断装置の特性によるものです．

　図4は超音波画面の浅い部位の拡大図です．プローブ近接部位の2～3mmは画面上はグラデーションのついた低エコー層のように見えますが，これは超音波診断装置の特性による虚像です．

　図5の右半分は皮膚とプローブの間にエコーゲルをはさみ，プローブを皮膚から1cm離したものです．皮膚も皮下組織も高エコーに描出されています．プローブと皮膚が接着した状態（**図5**左半分）では超音波診断装置上はプローブ面から2～3mmの部位には盲点，すなわちそこに何があっても検出できないゾーンがあることがわかります．この盲点のため**皮膚から血管前壁まで5mmしかないPICCでは，針先を認識すべき部位で針先が画面上は見えないことになります**．

　さらに，CVCでは針先認識部位には低エコーの筋肉層があるため低エコーの背景の中で高エコーの針先を認識することは容易です．PICCでは血管前壁の手前には高エコーの脂肪組織があります．**PICCでは高エコーの背景内に同じく高エコーの針先を見つけることになり，針先の検出は困難となります**．

3）血管壁が薄く内圧が低い

　PICCの血管は皮下静脈で**血管壁が薄く軟らかく，さらに内圧が低いのでプローブの重さで容易に潰れます**．CVCのときのように皮膚を圧迫しながらプローブを操作すると血管を見つけることもできません．また，PICCでは22G程度の細い穿刺針を用いるので，血管壁を貫く感覚が乏しく手の感覚を頼りに穿刺することは得策ではありません．PICCでは**血管前壁を貫いて血管内に針先があることを正確に描出できなければ高率に後壁を穿刺することになります**．

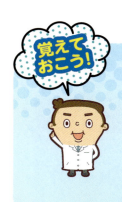

覚えておこう！

- PICCでは穿刺する血管が細いため，深部方向にも側方向にもCVCの数倍の穿刺精度が必要です．
- 上腕の皮静脈は皮膚から5mm程度のところにあります．確認すべき穿刺針の針先が超音波で検出できない2〜3mmのゾーンにあるため，描出の工夫が必要です．
- PICCでは血管が薄く血管壁を貫く感覚が乏しいので，穿刺の様子を超音波で正確に描出する必要があります．

3. In plane法とOut of plane法（長軸穿刺と短軸穿刺）

　血管の穿刺の方法にはIn plane法とOut of plane法の2種類があります（図6, 7）．血管の長軸像を見ながら超音波ビーム内を穿刺するのがIn plane法で，針の全長が画面に描出されます．Out of plane法は血管の短軸像を見ながら超音波ビームの外からビームを貫く方向で針を進める方法で，針の超音波画像は点になります．CVCのトレーニングでよく聞かれる質問は「In plane法がいいですか？ それともOut of plane法ですか？」というもので，ニュアンスとしてはどちらが好きですかといった質問ですが，「それぞれに利点と欠点があるから2つの方法が存在しているので，それぞれの特徴を理解して症例に応じて選択できて初めてプロといえます」と答えています．「術者が得意な方を使えばいい」というアドバイスは超音波ガイド下穿刺に限らず技術教育の現場でよく聞かれますが，超音波ガイド下穿刺に関しては無責任なアドバイスのように思います．当然，超音波ガイド下穿刺では両方の方法をマスターし，そして両方とも得意な技にすべきです．以下にそれぞれの特徴を示します．

- **In plane法（図6）**：In plane法の利点は，穿刺路の全長が1画面に描出され針の位置情報を把握できることで，欠点は側方向の精度が低いことです．したがって，In plane法に求められるのはスキャン面の中を正確に針を進める技能です．
- **Out of plane法（図7）**：Out of plane法の利点は，In plane法とは逆に側方向の精度が高いことで，欠点は深部方向の精度が低いこと，つまり後壁穿刺を起こす可能性が高いということです．そこに求められる技能は，針先を正確に描出し続けるプローブの微細操作です．

　2つの穿刺法の特徴を理解し自分の穿刺精度を客観的に認識できていれば，例えば，出血傾向のある患者の鎖骨下静脈穿刺であればIn plane法で後壁穿刺を避けることに

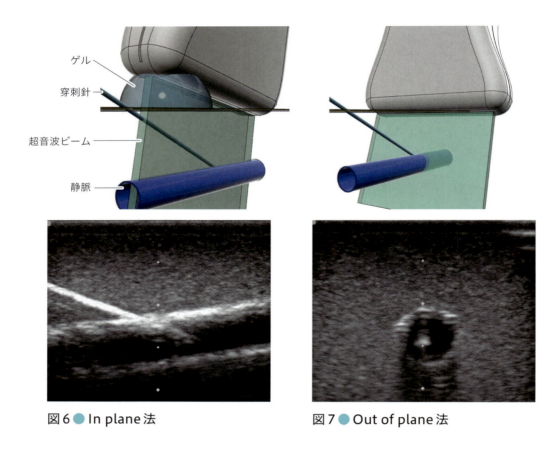

図6 ● In plane 法　　　　　　　　　図7 ● Out of plane 法

配慮するでしょうし，動脈が近接して並走する内頸静脈であればOut of plane法が適していると判断するかもしれません．大事なことは，**その患者に最も安全に目的を達成するための最適な穿刺部位と穿刺方法を選択すること**です．穿刺事故は穿刺が困難な症例に起こります．穿刺事故を防ぐためには，症例により最も安全な穿刺法を選択できる能力が必要です．使える道具が入った「引き出し」は多い方が安全性は高くなります．

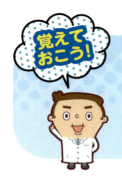

何より大事なのは「患者に最も安全に目的を達成するための最適な穿刺部位と穿刺方法を選択すること」．In plane法とOut of plane法のどちらもマスターして，患者に合った最適な穿刺方法を選択できるようになりましょう．

4. PICCにこそ必要なアドバンステクニック

針を描出する悪条件が揃っているPICCで穿刺を成功させるためには，CVCでは重要視されていなかった，あるいは使う必要がなかった医療技術をマスターする必要があります．もちろんこのアドバンステクニックはCVCでも役立ちます．

1) 皮下内で針先を高輝度に描出するテクニック

前述したようにPICCで針の検出が難しい理由は，超音波診断装置の検出力が低いプローブの近くで，しかも高エコーの背景内に同じ高エコーの針先を見つけなくてはならないからです．対策として，以下があげられます．

> 1) 超音波ゲルを使ってプローブと針との距離をとる
> 2) 針に直角に超音波ビームを当てる

a. In plane法でのテクニック

プローブの手前を持ち上げて皮膚との間にゲルを満たします（**図8B**）．このとき真皮は高エコーに描出されますが，皮膚直下の針のエコーは皮膚外の低エコーのゲルの中にある針のシャフトの延長線上に見えるため，針先の認識が容易になります（ゲル内照準）．また都合がいいことにプローブと針が平行に近くなるため，超音波ビームが針に垂直に当たり針のエコーは強くなります．**図9**にプローブの傾きがない場合（**図9A**）とプローブを傾けた場合（**図9B**）の組織に刺さった同じ針で画像を示します．針のエコー強度が異なることが明白です．

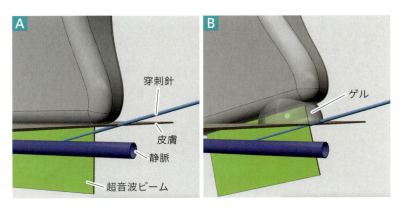

図8 ●超音波ゲルを用いたテクニック（In plane法）
A：テクニックなしでのスキャン．針が超音波の盲点内にあり視認性が悪い．
B：超音波ゲルを用いたスキャン．針の皮膚穿刺部位が描出され針の輝度も高い．

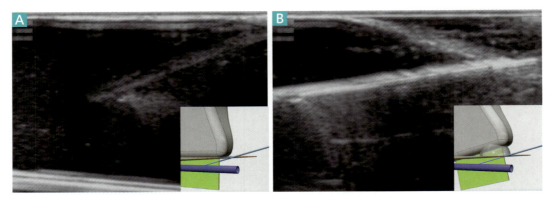

図9 ● プローブの傾きの有無による超音波画像の見え方の違い

b．Out of plane法でのテクニック

　ゲルをかき寄せて浮かせるようにプローブを保持し，プローブを穿刺方向に傾けます．こうすると，皮膚穿刺点とプローブとの距離がとれ描出能が高くなると同時に，超音波ビームが針に垂直に当たるため針が検出しやすくなります[1]．

2）針の描出精度を上げるテクニック

　In plane法では針先の横方向の精度を，Out of plane法では縦方向の精度をCVCより数倍高くする工夫が必要です．超音波スキャン面の幅は約2 mmほどで22Gの血管留置針の直径は0.7 mmですので，**針が描出されたときには常に1 mm程度の誤差が含まれていること**を念頭に置いておく必要があります．さらに超音波を強く反射する物体がプローブの近傍に存在すると画像上は虚像が生じ，実際にはビーム幅が数mmあるように感じます．プローブの2〜3 mmの移動により最も強く針先が描出される位置，すなわち真の針先の位置を特定するテクニックが要求されます．

a．In plane法でのテクニック

　プローブを横方向に移動させ最も強く針先が描出される点を特定します．CVCでも血管描出の際に同様なプローブの操作を行いますが，PICCではその移動幅が数分の一であることに注意してください．わずかな横方向の移動を実現するためには，プローブの奥の角を皮膚に固定して扇状に操作するPivot motion（図12）が有効です．

横方向のビームのシフト方法をまとめると次のようになります．

① CVC で血管の中心を特定するための Sliding motion ＝ 1 cm 単位の移動[2]（図10）：プローブを左右にスライドさせる．

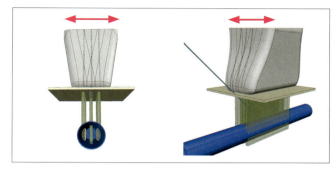

図10 ● Sliding motion

② 深い位置にある針の位置を特定するための Tilting motion ＝ 数 mm 単位の移動（図11）：プローブの皮膚接着面を固定し，左右に傾ける．

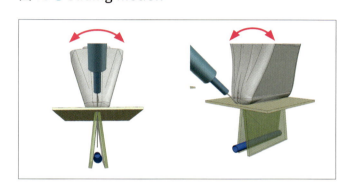

図11 ● Tilting motion

③ PICC など浅い位置にある針の真の位置を特定するための Pivot motion ＝ mm 単位の移動（図12）：プローブの奥の角を皮膚に固定して扇状に操作する．

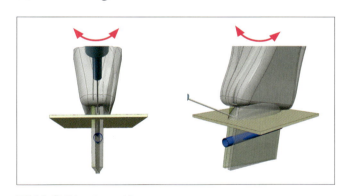

図12 ● Pivot motion

b．Out of plane 法でのテクニック

針の断面を描出していますので，スキャンをして画面から針の高エコー像が見えなくなったときあるいは見え始めたときに初めて先端の位置を確認することができます．

針を短軸操作で描出しプローブを針先に向かってスライド移動させるとやがて画面から針の高エコー像が消えます．この瞬間，すなわち高エコー点の描出限界が針先の位置になります．また逆に高エコー像がない位置から手前にプローブをスライドさせて，初めて高エコー像が描出された点と定義することもできます．プローブの前後のスライドを細かく mm 単位で行って針先の位置を特定するテクニックで To and Fro とよばれ透析の血管確保に使われている手法です（図13）．

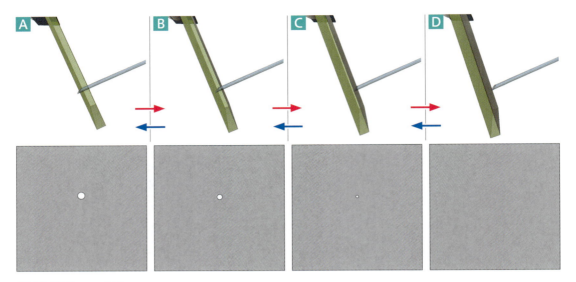

図13 ● To and Fro

プローブを細かくslidingもしくはtiltingして高エコー点が見えなくなった場所（D）が針先の位置となります．A→Dの操作とD→Aの操作をくり返すことで精度の高い針先の同定が可能になります．

5. PICCトレーニングモデルの仕様

　　CVCとPICCの違いを理論的に突き詰めると，PICC用トレーニングモデルの満たすべき条件が明らかになってきます．CVC用のトレーニングモデルでは血管壁をチューブで再現したものが使われていましたが，本稿で紹介する新開発のPICCモデルはチューブレスになっています．イメージとしては，ようかんにストローで穴をあけた構造です．その製造法は3D CADと3D Printerを用いて鋳型を作製しいくつかのパーツを組み立てるハイテク製造方法を用いています（群馬大学医理工イノベーションプロジェクトの支援による）．このモデルは血管壁がないので，血管を貫く感覚がなく超音波画像がなければ穿刺は成功しません．さらに後壁穿刺をするとガイドワイヤーが後壁に逸脱しますので血管内で針先の位置を正確にコントロールできないと穿刺は成功しないモデルです．またモデルの背景の輝度が皮下組織と同じになるように調整されており，シミュレーショントレーニングで実臨床に近いトレーニングができるように工夫されています．**図14**にPICCトレーニングモデル（血管3 mm）を用いた穿刺トレーニングの超音波画像を示します．

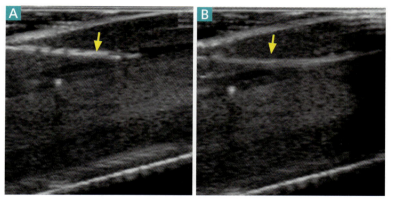

図14 ● PICCトレーニングモデルの超音波画像
A：3mmの模擬血管を穿刺したところ（In plane法）．
B：ガイドワイヤーが挿入されています．
⇨ 穿刺針

1）PICCに最適なトレーニング方法の概略

In plane法，Out of plane法 のトレーニングの概略はどちらも同じです．

1）術者の利き腕で尺側皮静脈の描出法をトレーニング
2）PICCトレーニングモデルを使ったトレーニング
3）斜面での穿刺トレーニング
4）より実臨床に近いモデルを使ったトレーニング
　　―細径血管モデル（図14）
　　―屈曲血管穿刺モデル

2）斜面での穿刺

　臨床において皮膚が水平の方が珍しいのですが，PICCでは円筒上の上腕を穿刺するので皮膚の傾斜が強く，また尺側皮静脈は腕の尺側の皮下を走行するため穿刺環境はさらに悪くなります．そこで斜面でも正確な穿刺ができるようにトレーニングする必要があります．PICC専用穿刺トレーニングモデルはモデル自体を傾けて訓練することができ斜面穿刺に対応しています（**図15**）．

　斜面穿刺の「コツ」は簡単でプローブの傾きに合わせて首を傾けることです．術者が認識する視野は水平のときと同じになります（**図16**）．

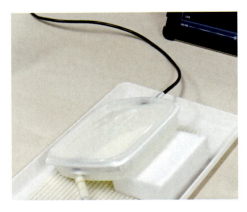

図15 ●トレーニングモデルを傾けた状態での訓練

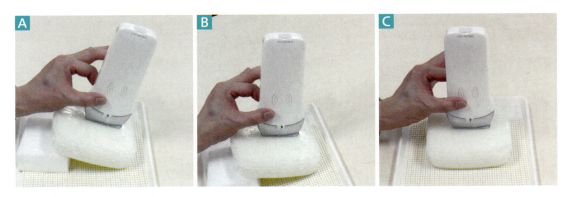

図16 ●斜面穿刺のコツ
A：傾いた斜面に当てた傾いたプローブ．
B：プローブの傾きに合わせ撮影カメラを右に傾けた視野画像．同じように首を傾ければC（水平面）と同様の穿刺ができます．
C：水平面での視野．

6. 超音波ガイド下穿刺のトレーニング方法

　　PICCに限らずすべての医療手技は右手と左手を同時に使って目的を達成しています．多くのトレーニングビデオでは，完成した手技を提示してそれを再現するのが一般的ですが，器用・不器用にかかわらず左右同時に進行する手技を一気に再現するのはハードルが高い作業です．

　　本稿でおすすめするトレーニング方法は**右手と左手の操作を分解し，さらに時間軸にしたがってシーンを分けて，それぞれのパーツを片手ずつトレーニングしてそれぞれが完璧になったら分解した各ステップを組み上げて最終的に両手で連続した手技として完成する**というものです．図17に分解要素の例を示します．

　　回り道と感じられると思いますが，習得までの時間が短く完成度も高くなることがこれまでの手術手技とCVC指導経験から明らかになっています．分割トレーニングの利点として，両手で練習をしてうまくいかなかったときに原因が右手にあるのか左

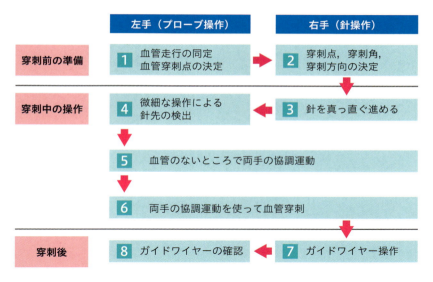

図17● 穿刺法共通のトレーニング順序（右利きの場合）

手にあるのか判断できませんが，左右分割でトレーニングすればその原因を特定することができます．もう1つの利点は，左右の役割分担が論理的に理解しやすいので応用技術が身に付きやすいことです．

7. PICCトレーニングモデルの入手法

　欧米ではトレーニング制度が確立していますが，本邦ではトレーニングセミナーや研修センターでのPICCのトレーニングプログラムは整備されておらず，現状ではごく限られた人にしか提供できていません．しかし，PICCトレーニングモデルさえあれば職場の超音波診断装置を利用して自分でトレーニングすることができます．本稿で利用しているトレーニングモデルはアルファバイオ社製でAmazonから個人購入もできます〔トレーニング用の解説ソフトをダウンロードできて4,000円（2017年10月現在）〕．

● 検索Key：UGP-GEL ／販売元：アルファバイオ株式会社 ［http://alfabio.net］

文献

1）Kamata T, et al：Ultrasound-guided cannulation of hemodialysis access. Renal Replacement Therapy, 2：7, 2016
2）Tokumine J, et al：Three-step method for ultrasound-guided central vein catheterization. Br J Anaesth, 110：368-373, 2013

第3章

PICCの合併症対策・予防

1　PICCの合併症対策（挿入〜長期留置）————— 86
2　PICCの感染防御 ————— 106

第3章　PICCの合併症対策・予防

1　PICCの合併症対策（挿入～長期留置）

◆PICCは従来型のCVCに比べて挿入時の致死的合併症は著しく少ない.
◆長いカテーテルを挿入・留置するため, カテーテルの迷入や先端位置異常が起こりやすい.
◆細い血管にカテーテルを挿入するため, 血栓症の発生が多くなる.

1. はじめに

　カテーテルに起因して起こる合併症は末梢静脈カテーテル（末梢型カテーテル）と中心静脈カテーテル（PICC, 従来型CVC）では異なります. PICCは末梢型カテーテルと従来型CVCの間に位置しています. 本稿では, 末梢型カテーテル, 従来型CVCの合併症を再確認したうえで, PICCについて挿入から長期留置に関する合併症と予防を解説します.

2. 末梢型カテーテルの合併症

　末梢型カテーテルで最も起こりやすい合併症は,「静脈炎」です. 静脈炎は, 種々の原因で起こります.

1）**機械的静脈炎**：針やカテーテル自体の材質による機械的刺激が原因となる
2）**化学的静脈炎**：投与する輸液製剤の高いor低いpHや濃度（浸透圧）などの化学的刺激が原因となる
3）**細菌性静脈炎**：挿入部位から血管内へ細菌が侵入することにより起こる

　静脈炎やカテーテルへの微生物定着の発生率は, カテーテルが72時間以上留置されると上昇することが報告されています[1].
　CDCガイドライン2011では「輸液期間が6日を超えると見込まれるときは, 末梢

86　必ずうまくいく！PICC

静脈カテーテルではなく，Midlineカテーテルまたは PICC を使用する（カテゴリー Ⅱ）」と記載されています[2]．特に近年では PPN（peripheral parenteral nutrition, 末梢静脈栄養法[*1]）が注目され，適応症例も増加しています．この栄養法の問題点は，輸液が何らかの原因（不適切な取り扱い）で感染したとき，輸液内で微生物が急激に増殖するという点です．

一般にカテーテルが細いほど静脈炎の発生頻度が低いといわれています．

3. 従来型CVCの合併症

（従来型）中心静脈カテーテル（CVC）に起因する合併症としては，下記があります[3]．

> 1) カテーテル穿刺・留置に伴う合併症（機械的合併症）
> 2) カテーテル留置後の管理中に起こり得る合併症

1）カテーテル穿刺・留置に伴う合併症

機械的合併症が代表ですが，穿刺部位により合併症が異なります[4]．

- **気胸**：鎖骨下穿刺に多いものです．緊張性気胸になると呼吸不全により重症化することもあります．
- **血胸**：鎖骨下穿刺時に鎖骨下動脈と壁側胸膜を損傷することで，動脈圧＋胸腔内陰圧により急速大量出血が起こり，呼吸不全やショックに至る致死的合併症です．
- **動脈誤穿刺**：静脈に伴走する動脈を誤穿刺することです．圧迫止血を行いますが，穿刺部位によっては圧迫が困難な場合があります．
- **皮下血腫**：動脈誤穿刺により皮下血腫を形成します．頸動脈穿刺による血腫では，血腫が拡大し気道が圧迫されて窒息が起こる可能性があります．大腿動脈穿刺では大量出血などが起こりえます．
- **空気塞栓**：CVC 挿入時や抜去時に胸腔内の陰圧で空気が吸い込まれて発生します．大量の空気が吸い込まれると右室の肺動脈流出路が閉塞され，呼吸不全や右心不全によるショックをきたす可能性があります．
- **カテーテル先端位置異常**：鎖骨下穿刺時に内頸静脈への誤挿入が多くみられます．カテーテルが右心房・心室まで挿入されると不整脈を生じることがあります．静脈壁を貫き胸腔内に先端が置かれると，胸腔内輸液となり呼吸不全を起こす可能性があります．
- **心タンポナーデ**：カテーテル・ガイドワイヤー挿入中，もしくはカテーテル留置後

＊1　末梢静脈より糖・電解質・アミノ酸・脂肪を投与する方法で，1,000〜1,200 kcal/日投与できる

にも起こり得ます.
- ●**胸管損傷・神経損傷**：稀ですが，起こる可能性があります.

2）カテーテル留置後の管理中に起こり得る合併症

- ●**カテーテル関連血流感染症**（catheter-related bloodstream infection：CRBSI）：CVC周囲の血栓に細菌が付着すると，ここから持続的に発熱物質が放出され，発熱や炎症反応の上昇が起こり，敗血症性ショックとなることもあります．体内に感染巣がある場合は，血流中の細菌がCVC周囲の血栓に付着して感染巣を形成し，感染症が発生するといわれています.
- ●**血栓**：カテーテル周囲の血栓（フィブリン鞘）と壁在血栓があり，これらが癒合して急に静脈閉塞を起こすと，閉塞部より末梢の腫脹・鈍痛・チアノーゼ・側副血行路の怒張などの症状が生じます．血栓が剥がれて血流に乗れば肺塞栓症を発症する可能性があります.
- ●**カテーテル閉塞**：カテーテル内に血液が逆流・凝固して閉塞する場合があります.

4. PICCの合併症：穿刺・留置に伴う合併症

　PICCの合併症も，カテーテル穿刺・留置に伴うもの，カテーテル留置後の管理中に起こり得るものがあります．PICCを含めた穿刺部位による合併症を**表1**に示します.
　穿刺・留置に伴う合併症としては以下のものがあります.
- ●**動脈誤穿刺，皮下血腫**：頻度は少なく，穿刺時の圧迫も容易なため血腫になりにくいといえます.
- ●**空気塞栓**：空気塞栓はPICCにも起こり得る重大合併症ですが，従来型CVCと比べきわめて稀です．カテーテルが細く長いため，吸気による胸腔内圧の低下がカテーテルの近位端まで伝わりにくいからです．しかし，原理的に起こり得ないわけではないので，**カテーテルに接続する三方活栓などを不用意に開放してはいけません**．抜去時の空気塞栓の可能性も稀です．末梢静脈から中心静脈まではいくつもの弁（静

表1 ■カテーテル穿刺部位別の合併症発生頻度

	感染	血栓	気胸・血胸	血腫	動脈穿刺	動脈穿刺時の止血
内頸静脈	中	中	中	中	高	中
鎖骨下静脈	低	低	高	中	中	困難
大腿静脈	高	高	なし	高	中〜高	中
PICC	低	高	なし	低	低	容易

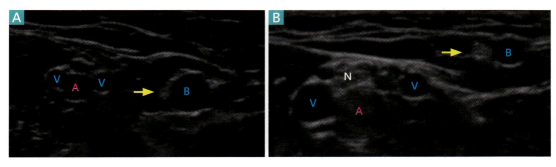

図1 ●上腕で血管に接する神経
B：尺側皮静脈，V：上腕静脈，A：上腕動脈，N：正中神経，⇨：内側皮神経

脈弁）があり，末梢側が陰圧になると閉じてしまいます．末梢静脈カテーテルを抜いてもそこから空気が中心静脈に流れ込んでいかないのもそのためです．
- **カテーテル先端位置異常**：PICCは基本的にX線透視下に挿入が行われますので，留置時に先端位置が不適切となるケースは少ないといえるかもしれません．しかし，PICCは肢位により容易に先端位置が移動し，場合によっては他部位血管に迷入します（p96参照）．
- **神経損傷**：稀ですが起こり得ます（**図1**，後述の「予防と対処」参照）．

■ 予防と対処

PICCは穿刺時の致死的合併症である気胸・血胸，血腫の圧迫による気道狭窄などは起こりません．動脈誤穿刺，神経損傷は超音波を使用し確実に尺側皮静脈を穿刺することで，可能性はきわめて低くなります．

神経損傷の予防のために重要なのは，尺側皮静脈（**図1B**）の近くに存在する内側皮神経です．**図1** ⇨ が内側皮神経です．**図1A**ではわかりにくいですが，**図1B**では比較的大きい内側皮神経が尺側皮静脈に接して存在しているのがわかります．一方，**図1B**では上腕動脈（A）の上に神経（N）が存在しているのがわかります．

一般に，上腕動脈に伴走している上腕静脈（V）の近くは正中神経や尺骨神経，橈骨神経が存在しているので，ねらわないのが賢明です．臨床でどうしても上腕静脈にPICCを挿入したい場合は，下記の条件が必要です．
① 超音波ガイド下穿刺の技術が卓越している
② 周囲に存在する神経を超音波で同定できる
③ 神経損傷が起こり得ることを患者が同意し，傷害が起こったときの対応が可能な施設である

図2では，尺側皮静脈の背側に尺骨神経が存在しています（▶）．これは，上腕動脈の近くに存在していた尺骨神経が肘関節の尺側に向かって走行しているうちに，たまたま尺側皮静脈の背側を交差したためです．しかしこのような例は，やせた患者ではよくあることです．尺側皮静脈の内側にも尺側皮神経が存在しています（⇨）．これらの神経を超音波で同定できないと，神経損傷が起こり得ます．

89

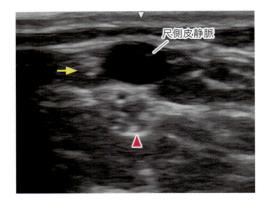

図2 ● 尺側皮静脈の近くを走行する
尺骨神経と尺側皮神経

▶ 尺骨神経, ⇨ 尺側皮神経

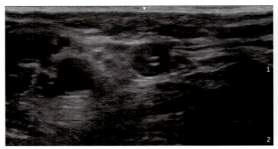
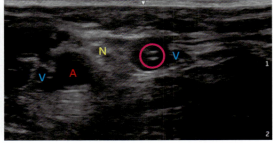

図3 ● カテーテル断面の超音波画像

V：上腕静脈，A：上腕動脈，N：神経，○：カテーテル

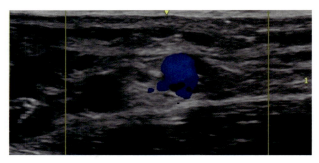

図4 ● PICC挿入後のカラードプラ

図3のPICC挿入後のカラードプラ画像．カテーテルを挿入しても血流が維持できていることがわかります．

Memo
上腕静脈の穿刺

　図3の中央にあるのは，上腕静脈です．静脈内の「こ」の字の物体（○）は，PICCです．カテーテルの断面を超音波で観察するとき，図3のように両側壁が消えてしまうことが多いということを覚えておいてください．なお，図3の左側に神経，上腕動脈，さらに小さな上腕静脈が存在するのがわかりますか？　超音波画像で以上の構造がわかるなら，上腕静脈にカテーテル挿入する基礎力はあります．図を見てそれらが判別できない人は，絶対に上腕静脈をねらってはいけません．

覚えておこう！

挿入時の重大な致死的合併症の少ないPICCですが，別の静脈への迷入や先端位置異常は起こり得ます．長期留置における血栓症やカテーテル関連血流感染症の予防には，上腕（できるだけ太いところ）からの適切な径の（できるだけルーメン数の少ない細い）カテーテル挿入が有効です．

5. PICCの合併症：カテーテル留置後の管理中に起こり得る合併症

カテーテル留置後の合併症としては**カテーテル関連血流感染症（CRBSI）と血栓**が代表的です．PICCは，従来型CVCに比べ機械的合併症がほとんどないことから，この2大合併症の頻度を減らすことで最も安全・有効なカテーテルとなります．

血栓の減少には超音波ガイド下穿刺により，中枢側の尺側皮静脈を穿刺することが必要です．上腕の静脈の解剖を理解し，シミュレーターを用いたトレーニングが必須です（第2章-3 p72参照）．

カテーテルの長期留置の合併症を予防するには，注意深い観察を継続する必要があります．このため，チームによるカテーテル管理が重要です．

1）カテーテル関連血流感染症（CRBSI）

PICCは従来型CVCと比較してカテーテル感染が少ないといわれています．従来型CVCの挿入部である鎖骨下静脈，内頸静脈，大腿静脈の皮膚と比較して上腕は体温が低く乾燥しており，細菌数が少ないためと考えられています．感染が少ないため，従来型CVCに比較して長期の挿入が可能です．似た用語に中心静脈カテーテル関連血流感染症（CLABSI）があります．第3章-2 PICCの感染防御（p106）を参照してください．

a．発生原因（図5）
①カテーテル挿入時の汚染，挿入周囲からの細菌の侵入（発生時期：挿入直後〜数日）
②カテーテル接続部，細菌で汚染された輸液製剤からの侵入（発生時期：挿入直後〜数日）
③体内の他部位にある感染源から菌が運ばれる（発生時期：数日）

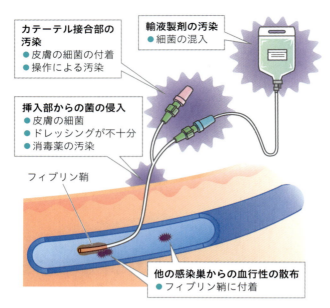

図5 ● カテーテル関連血流感染症（CRBSI）の感染経路

b．予防

① 従来型CVCと同様に，挿入時の高度無菌遮断予防策（maximal sterile barrier precautions：マスク，キャップ，滅菌グローブ，滅菌ガウン，体全体を覆う十分な広さのある滅菌穴開き四角布）は必須です．

② 固定は無縫合固定器具を用います（第2章-2 p68参照）．PICCの固定は通常無縫合固定器具を用いますが，無縫合固定の方が縫合固定と比較して感染が少ないことが報告されています[5]．

③ カテーテルのルーメン数はなるべく少ないものを選択しましょう．

④ 必要のない留置を避けるため，挿入されたカテーテルは常に抜去してもよいか検討しましょう．

c．対処法

　CRBSIを疑ったときには，血液培養のため末梢から2セット分の血液を採取します．カテーテルを抜去した場合には先端を細菌培養に提出します．原因菌はコアグラーゼ陰性ブドウ球菌（*S. epidermidis*など）や黄色ブドウ球菌〔MRSA（メチシリン耐性ブドウ球菌），MSSA（メチシリン感受性ブドウ球菌）〕です．

● 治療

　治療はまずはバンコマイシンを投与します．原因菌が同定されたら，感受性に合わせて抗菌薬を変更します．MSSAだったときにはバンコマイシンからセファゾリンナトリウムに変更します．コアグラーゼ陰性ブドウ球菌やMRSAには，バンコマイシンを継続します．抗菌薬の静脈投与で最低でも2週間の治療を行います．黄色ブドウ球菌が原因菌と判明したら4～6週間の治療が必要です．黄色ブドウ球菌によるCRBSIの場合カテーテルを抜去し，バンコマイシンを投与しても菌血症や発熱が継続すると

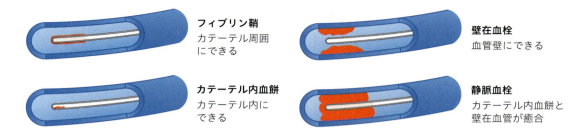

図6 ● カテーテル留置で発生する血栓の種類

きには心内膜炎の検索を行います．カンジダによるCRBSIの場合には眼内炎の検索を行います．

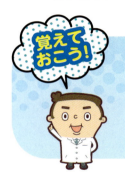

CRBSIにより心内膜炎・眼内炎だけでなく，骨髄炎・椎体炎・血栓性静脈炎など重大合併症が起こることがあります．感染症科に依頼し，治療に介入してもらうとよいでしょう．

2) カテーテル関連血栓症

重症合併症が少ないといわれているPICCですが，血栓だけが従来型CVCより頻度が高い合併症です[6]．

a．発生原因

従来型CVCと同じ機序で発生します[7]．PICCを挿入する静脈は径が細く，カテーテル周囲の血栓やカテーテル内に付着した血餅と壁在血栓は容易に癒合します（**図6**）．これが，PICCが従来型CVCと比較して血栓が多い理由と考えられています．特にICU患者と担がん患者においては静脈血栓の頻度が高いことがわかっています．静脈血栓に随伴する合併症として肺塞栓症がありますが，上肢の静脈血栓から肺塞栓症が発生する割合は，下肢静脈血栓よりも低いといわれています．

b．予防
● カテーテル・血管の選択

PICCの最大の欠点である静脈血栓症については，どんなに生体適合性がよい材質のカテーテルを使用しても，40〜50 cmの長さのカテーテルを静脈の中に長期留置すれば，血栓形成のリスクを避けられないと考えます．ただし，カテーテル周囲の血流が低下することを避ければ，少量の血栓ができても線溶系が働いて有害な血栓には成

長しないと考えられます．すなわち血管径は太いほど血栓予防に効果的なため，橈側皮静脈よりも尺側皮静脈が，また尺側皮静脈においてもより中枢側の穿刺が有利です．**超音波ガイド下に静脈径を確認し，最適な静脈を選択し穿刺することを推奨**します．

　欧州臨床栄養代謝学会（European Society for Clinical Nutrition and Metabolism：ESPEN）は血栓防止のために，血管のダメージが少なくなる挿入手技として，①超音波ガイド下穿刺，②必要最小限の細径のカテーテルの使用，③カテーテル先端を上大静脈の下1/3に置くことを薦めています．また，④カテーテルの径は，血管径の1/3の太さ以下が薦められています[8]（第2章-1 Memo p44参照）．この血管径とカテーテル径の関係は，カテーテル周囲に血流を得るための関係なので，理想的には駆血しない静脈の条件だと解釈できます．挿入後には，血栓形成を防ぐために血流を止める操作であるマンシェットによる血圧測定などは避けるのが無難です．

● その他の注意点
- カテーテルのルーメン数はできるだけ少ないもの，できればシングルルーメンのカテーテルをお薦めします．つまり，カテーテルの径が細いものを選択するという考えです．
- ICU患者や担がん患者はPICCによる血栓形成の危険が高いため，これらの患者においてはリスク・ベネフィット・バランスを考慮します．
- 抗凝固薬の予防的投与の有効性は確認されていません．

【PICCで生じた血栓の例】
　図7は，小児において先端が上大静脈に位置しなかったPIカテーテルに生じたフィブリン鞘の例です．抜去困難になり，上腕部で静脈切開をしてカテーテルを抜去しました．カテーテル先端部から連続したフィブリン鞘であり，先端部から発生したと考えられ，血液逆流が発生原因の1つと思われます．

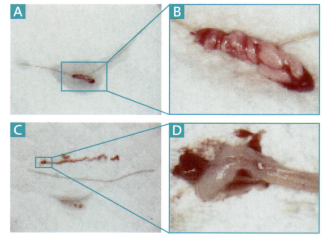

図7 ● 小児PIカテーテルによるフィブリン鞘（フィブリン＋白色血栓）形成
A：カテーテルに血栓が付着しているところ．
B：Aの固まっている血栓の拡大写真．
C：血栓をカテーテルから外して伸ばしたところ．
D：Cの血栓先端部の拡大写真．

c. カテーテル内血液逆流の防止

CVCに関係したカテーテル関連血栓症には多くの要因がありますが，**カテーテル内血液逆流の防止**は特にPICCでは大切です．

PICCカテーテルでヘパリンロックしたり，シリンジポンプからの薬液ルートを付け替えたりするときに，ニードルレスコネクターへのシリンジの付け外しで血液逆流がどの程度生じるかを見たのが**図8**です．シリンジを外したときの血液逆流の程度を見てみると，一般的なニードルレスコネクターは血液逆流を多く生じることが判明しました．そのため，現在は血液逆流を生じないタイプのニードルレスコネクター（**図8**：ニュートロン™，日本コヴィディエン社）[*2]を併用することで対応できます．

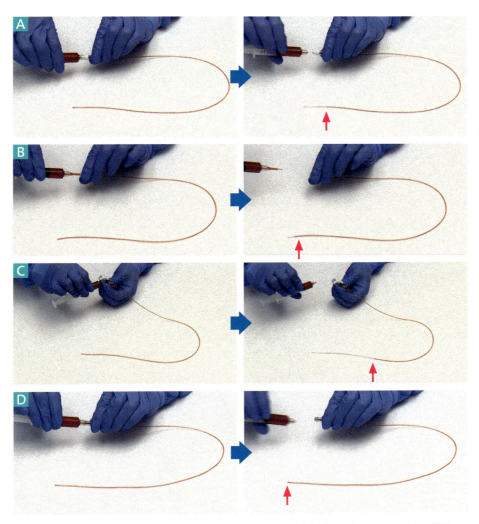

図8 ● 各種ニードルレスコネクターからシリンジを外したときの血液逆流の程度

製品により血液逆流の程度が異なります．A～Cのニードルレスコネクターはシリンジを外したときに逆流していますが，Dのニュートロン™は逆流がないことがわかります．

PICCカテーテル使用時の逆流防止策としては，①単純に回路を外から圧迫するクレンメによる陽圧ロック法，②三方活栓を利用する陽圧ロック法が知られていますが，確実な施行が保証されないなどの問題点があります．システムとして対応するには回路内に逆流防止弁を入れ三方活栓と組み合わせることでも対応可能ですが，逆流防止機構が付いたニードルスコネクターを使用すること，Groshong型などのPICCや，カテーテルのハブの部分に逆流防止機構が内蔵されたPICCなどを利用することで簡便に血液逆流を防ぐことは有用だと考えます．

特にヘパリンロックや生食ロックが必要な間欠的に利用するPICCの場合には，確実な逆流防止機構をシステムとして備えていることが大切だと考えます．

6. PICCの合併症：カテーテルの迷入と静脈壁損傷

1) PICCの迷入

PICCでも従来型CVCでも，カテーテルを挿入する際に意図しない静脈へカテーテルが迷入することがあります．PICCの挿入ではX線透視を使うことで迷入は防げます（前述）．しかし，長期に留置することで，正しい位置に存在していたカテーテルが迷入することがあります．それは，血管内で**カテーテルが動いている**からです．この合併症は稀ですが，迷入に関する知識がなく患者の観察を怠っていると，心タンポナーデや胸腔内輸液などを起こしてしまいます．

a. PICCを最適位置に挿入するには

PICCを，X線透視装置を使わないで挿入した場合，右上肢からの挿入で42％，左上肢からの挿入で28％が，最適な位置に留置できたという報告があります[9]．心房まで挿入してしまったのは左右ともに5％程度あります．挿入後の胸部X線撮影で，挿入長が長すぎた場合（心房まで挿入してしまった）は，その分だけ抜けば最適な位置になるため，右上肢からの挿入だと約半数（47％）でどうにか最適位置に留置できます（左上肢挿入だと約1/3が最適位置になり得ます）．このように，PICCがすんなり挿入できても，カテーテルの先端位置が最適である可能性は意外と低いということを知っておいてください．**一回で最適位置に留置するには，やはりX線透視下が最適です．**

＊2　ニュートロン™は優れたニードルスコネクターですが，問題点もあります．製品添付文書に記載があるように，内径が1.549 mm未満の形状をした製品をメスルアーに接続すると，コネクターの接続部が破損する可能性があることです．プレフィルドシリンジ，ディスポーザブル1 mLシリンジ，ディスポーザブル注入ポンプの一部の製品はオスルアー内径が1.549 mm未満の場合があり，本品のメスルアーとの接続に不適合となり，注意が必要です．
また，一度陰圧をかけた後に陽圧をかける（陽圧＝輸液を流すことorシリンジでフラッシュすること）ことなく放置すると，コネクター内部の逆流防止弁が働かないことがあります．

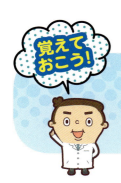

覚えておこう！ ブラインドで最適位置に挿入できる可能性は，右上肢からの挿入で1/2，左上肢からだと1/3！

前述の報告によると[9]，カテーテルの挿入が短かすぎ（腕頭静脈，鎖骨下静脈で留まる）が，右上肢挿入で36％，左上肢挿入で55％でした．内頸静脈への迷入が，右上肢挿入で12％，左上肢挿入で8％あります．また，右上肢挿入で対側の腕頭静脈に迷入したのは0.8％（131症例中1例）でした．左上肢挿入で対側の鎖骨下静脈へ迷入したのは，1.4％（71症例中1例）でした．

b．超音波を活用しよう

読者のなかには，「X線透視室がいつもいっぱいで予約が取れない」といったX線透視装置にアクセスしにくい施設の方もいるでしょう．ほかにも，「重症患者に中心静脈ラインが必要だが，通常のCVCだとリスクが高く患者も家族も躊躇している．しかしPICCなら承諾が取れそう」といった状況もあります．特に後者の場合は，患者を移動する（ICUなどからX線透視室への移動）こと自体にリスクがあります．そういった場合に，超音波を使うとよいでしょう．

具体的には，**上腕の挿入部から腋窩近くまでカテーテルを超音波で追っていきます**．さすがに腋窩はへこみのため超音波で観察しにくいですが，前胸部なら観察可能です．つまり，**腋窩静脈から鎖骨の手前の鎖骨下静脈を追っていくというわけです**．このとき，主に静脈の短軸像による観察を行います．次に，**鎖骨の頭側（つまり頸）から鎖骨の背側を覗くように，鎖骨下静脈を長軸像で観察**します．そうすると鎖骨下静脈のほぼ全長でカテーテルを確認できます．このとき，腕頭静脈にカテーテルが入っていく様子が観察できることもあります．

ここまで見えたら超音波の役割は終了ですが，鎖骨下静脈を鎖骨の頭側から観察するのは少しだけ技術がいります．また，鎖骨下静脈を観察しにくい患者もいます．その場合は，内頸静脈を短軸像で観察します．内頸静脈内にカテーテルがなければ，迷入の可能性はぐんと下がります．つまり，以上の部位を超音波で観察できれば，カテーテルが浅すぎる症例の3〜4割を防ぐことができます．防ぐというのは，超音波で観察できる範囲内で，カテーテルの迷入（内頸静脈など）やカテーテルが浅すぎる（挿入長が短い）のを再挿入によって訂正できるという意味です．

以上をまとめると，超音波を使用することで，挿入の全体の7割はどうにか成功にもっていけそうですね．

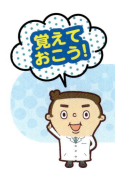

覚えておこう！

超音波を駆使すれば，X線透視下でなくとも7割の成功が望める！

c. 超音波でもカテーテル位置の確認が難しいとき

超音波でどうにもならない状況についても説明します．この状況の大部分は，カテーテル先端が腕頭静脈内に留まるときです．カテーテルが浅い（挿入長が短い），つまり超音波で観察しにくい腕頭静脈だとカテーテルの挿入長が短いかどうかの判定がつきません．もはやお手上げです．しかし，最近の研究では胸壁からの心臓超音波で上大静脈と右房を観察し，最適な位置にあるか観察するという試みが始まっています[10]．ただし，まだ検出率の問題があり，現在も胸部X線でのカテーテル位置確認がゴールド・スタンダードといえます（しかし，胸部X線撮影やX線透視も患者が放射線に被曝しています．このことからも，将来は超音波でカテーテルの位置確認をする時代がくるかもしれませんね）．

d. カテーテルの迷入先を知っておこう

CVCの迷入は，非常に多彩で複雑です（図9）[11]．しかし，ありがたいことに上肢から挿入するPICCでは，迷入する先はあまり多くありません．以下に代表的な迷入先の静脈をあげます．

①内頸静脈（同側）

圧倒的に多い迷入です．超音波で観察しやすく，すぐに発見できます．検出方法は，**内頸静脈を短軸像で観察し静脈をプローブで押し潰してみます**．カテーテルがあれば，潰れた内腔に「こ」の字型のカテーテルの陰影が観察できます（図3参照）．挿入長が長いと患者が耳に違和感を訴えることがあります．一方，挿入長が短いと何の違和感も訴えないことの方が多いと思ってください．

②下甲状腺静脈（同側）

稀な迷入です．患者が喉に違和感を訴えることがあります．内頸静脈の観察と同様に短軸像で発見できることがあります．

③腕頭静脈（対側）

右上肢からの挿入で起こります．稀な迷入です．超音波で検出するのはほぼ不可能です．胸部X線やX線透視下ではじめて検出されます．

④鎖骨下静脈（同側，反転）

鎖骨下静脈内での反転です．超音波で検出可能です．反転の機序は明確にはわかっていません（静脈弁によって反転するのかもしれませんね）．

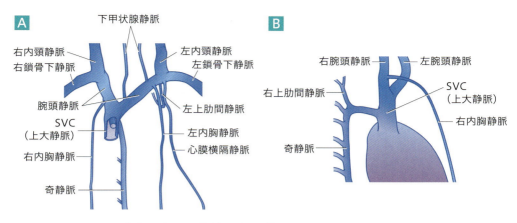

図9 ● カテーテルが迷入する可能性のある静脈
A：体表側より見た図，B：右側面から見た図．
左右の内胸静脈は，左右の内頸静脈からの挿入のときに迷入が起こり得ます．また，心膜横隔静脈（pericaridophrenic vein）もそういった静脈の1つです．図では，右の下甲状腺静脈が左腕頭静脈に合流していますが，右の腕頭静脈へ合流している場合があります．そのような場合だと，右上肢からPICCを挿入したときに，迷入が起こります．

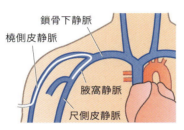

図10 ● 反転・迷入

⑤腋窩静脈（同側）・橈側皮静脈（同側）

　腋窩静脈は，胸部を走行し鎖骨下静脈に合流する部位で，上腕の橈側を走行してきた橈側皮静脈も合流します（腋窩静脈と橈側皮静脈が合流して，鎖骨下静脈になると言った方がわかりやすいかもしれません）．このため，尺側皮静脈に挿入されたPICCは，腋窩静脈と橈側皮静脈の合流部を通過します．通常は鎖骨下静脈の方が直進する方向ですので，脇道である橈側皮静脈に迷入することはありませんが，稀に橈側皮静脈に迷入してしまうことがあります．

　一方，橈側皮静脈からPICCを挿入した場合は，高率に腋窩静脈に迷入してしまいます（図10）．このとき，胸部X線では，カテーテルは「つ」の字型に見えます．

⑥奇静脈

　右上肢から挿入したPICCが上大静脈から奇静脈に入ったら，胸部X線の正面像ではどう見えるでしょうか？　正解は，「上大静脈内に正しく留置されたように見える」となります．正直，奇静脈への迷入は胸部X線の正面像ではほぼ判定できません．一方，**胸部X線の側面像（L→R撮影，奇静脈は椎体の右側に存在するため）で，奇静脈への迷入は簡単に判定できます**．もう1つ，臨床上大事なことは，もし奇静脈に迷入してしまったら，カテーテルが背側に向かうため，胸部X線の正面像では，挿入し

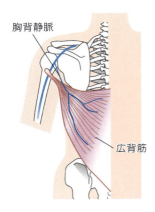

図11 ● 胸背静脈

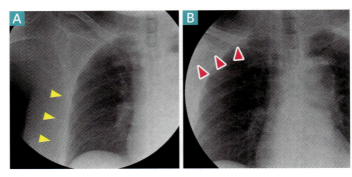

図12 ● ガイドワイヤーが胸背静脈へ迷入した症例
▷：ガイドワイヤーの胸背静脈への迷入，▶：本来の走行

た距離に比べ，カテーテルがとても短く感じることです．このことを覚えていたら，もしかすると奇静脈への迷入にも気が付くかもしれませんね．

　一方，左上肢から挿入したPICCが奇静脈へ迷入したら，どのように見えるでしょう．左腕頭静脈から上大静脈に入ってきたPICCが奇静脈に迷入すると，狭い奇静脈に進行を食い止められたPICCは奇静脈内で大きく屈曲します[12]．この屈曲は，上大静脈の右側壁で進行が妨げられたカテーテルのようには見えません．上大静脈の右側壁とは離れた部位で屈曲しているからです．つまり，**上大静脈の右側壁をよく見ていれば，意外と簡単に診断がつくでしょう**．

⑦胸背静脈

　胸背静脈は，腋窩近くで腋窩静脈に合流する静脈です．広背筋からの静脈還流を集める静脈です（**図11**）．**図12**に，ガイドワイヤーが胸背静脈へ迷入した例を示します．上腕を外転させて，腋窩静脈の走行をできるだけ直進するようにしておけば，ほとんど迷入は起きません．

2）PICCのカテーテル先端位置と静脈壁損傷の防止

a．カテーテル先端の最適な位置は？

　「1）PICCの迷入」で提示した論文[9]では，カテーテルの先端の最適な位置は，**胸部X線で気管分岐部より3cm頭側から5cm尾側**としています．つまり，胸部X線で，気管分岐を中心として，カテーテルの挿入が3cm以内なら短くてもよいし，気管分岐のレベルを通り越して心房側に5cmまでならよいということでした．

　しかし，よく勉強されている読者なら，それはおかしいと思うでしょう．カテーテル先端の最適位置は上大静脈の下1/3～心膜翻転部が正しく[13]，心膜翻転部は胸部X線で気管分岐部に相当すると〔正確には，right tracheobronchial angle（右気管分岐角）〕．胸部X線での気管分岐部の位置が心膜翻転部に位置するという研究結果は，ある程度の信頼性があります．この点に関しては，かなりの研究が行われたからです．心膜翻転部の位置は重要です．というのも，カテーテルによる静脈壁の穿孔が起こっ

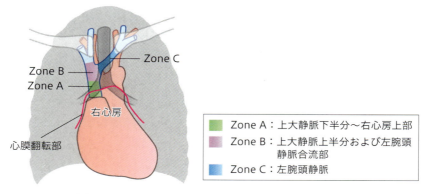

図13 ● 最適なカテーテル先端部位

右側から挿入されたカテーテルの最適位置はZone Bで，左側から挿入されたカテーテルの最適位置は，Zone Cです．
注：Zone Bだと奇静脈への迷入は防げる可能性が高い．
（文献14を参考に作成）

たとき，心膜翻転部より頭側なら，穿孔部位からの出血（あるいは，穿孔したカテーテルからの輸液）は，胸腔や縦隔へ入っていきます．一方で，心膜翻転部より尾側だと心嚢へ入ります．つまり，心タンポナーデを起こします．心タンポナーデは，心嚢液が300 mL程度でも発症します．一方，胸腔内への出血は1 Lでも症状が出ないことがあります．つまり，出血の速度が一緒だとすると，心タンポナーデよりも胸腔内出血の方が救命のための時間的余裕があるということになります．

図13は，別の研究者による最適なカテーテル先端部位の提案[14]です．一般的にいわれている上大静脈の下1/3〜心膜翻転部は，**図13**のZone A〜Zone Bのほぼ中央部分に当たります．この研究者の意見では，患者の右側から挿入されたカテーテルの最適位置はZone Bで，左側から挿入されたカテーテルの最適位置はZone Cです．この論文は，カテーテル先端の最適位置は従来いわれている部位より，少しだけ浅めの方がより安全という主張です．

さて，カテーテル先端の最適な位置を考えるために重要なポイントは，静脈壁の穿孔だけでしょうか？ いえいえ，それだけではありません．カテーテル先端に生じる血栓も重要な問題です．カテーテル先端の血栓は，カテーテル先端が位置する部位の血流が少ないと生じます．つまり，カテーテルの挿入長が短くて，先端が鎖骨下静脈内や腕頭静脈に少し入ったばかりの位置ですと血栓が生じやすくなります．深部静脈血栓が何かの拍子に飛散して肺動脈にまで到達したらどうなるでしょう．そうです，肺塞栓症が起こります．つまり致死的合併症が起こり得るということです．

そのほかにも，挿入長が短いカテーテルには重大な問題が起こり得ます．それは，挿入後にいつの間にか迷入が起こるという問題です．具体的には，カテーテル先端が腕頭静脈の上部に留置された数日後に，別の目的で撮影した胸部X線で，カテーテル先端が同側の内頸静脈内に迷入していることが判明した，といった事例が起こることがあります．迷入先は内頸静脈だけでなく，対側の腕頭静脈の場合もあります．迷入

するだけでなく，カテーテルの先端がいつの間にか静脈壁に当たる形になってしまい，静脈壁の損傷を起こすことがあります．一方，カテーテルの挿入長を長くすると，心タンポナーデのリスクが上がりますが，カテーテルの迷入は起こりにくくなります．

このように，カテーテル先端の最適位置は，静脈壁穿孔・血栓形成・迷入などカテーテル留置によって起こる合併症を加味して選択されているのです．本書では，**カテーテル先端の最適な位置を，上大静脈の下1/3～心膜翻転部とします．**

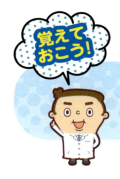

カテーテル先端の最適な位置は，上大静脈の下1/3～心膜翻転部．

b．左から挿入したカテーテルの先端位置は？

さて，左側から挿入したカテーテルは，どうしましょう？　図13のZone Cを越えてZone Aまで入れても，前述の心膜翻転部の上（気管分岐部の位置）までならいいのではないかと思われるかもしれません．しかし，このZone分類をした研究者はこれに反対しています．Zone CからZone Aに挿入するとカテーテルの先端が上大静脈の右壁を押す形になり，静脈壁の穿孔が起こることがあるからです．実は，ほとんどのガイドラインは，**カテーテルが静脈壁と平行に存在することがカテーテルと静脈壁の必須の位置関係**だとしています．この背景には，左内頸静脈や左鎖骨下静脈あるいは左上肢からのPICCなどによるカテーテルの先端が上大静脈の右壁に直交する結果，静脈壁の穿孔を起こしたとする多くの症例報告があります．つまり，カテーテル先端が静脈壁に突き当たるように存在すると，そのうち穴が開いてしまうというわけです．これは至極もっともな意見です．

そこから逆の発想が出てきました．つまり，カテーテルの先端が，静脈壁と平行関係にあれば「大丈夫」なのだという考えです．では，左側から挿入したPICCの先端はどうしたらよいのでしょうか？　カテーテル先端が静脈壁と平行になるには，逆にある程度挿入長を長くしなければいけません．つまり，気管分岐部より尾側まで挿入すれば，たとえ左側から挿入したカテーテルでも，上大静脈の壁に沿って並走するでしょう．こうなれば，カテーテル先端が壁を押す可能性はとても低くなります．ところが，今度は別の問題が起きます．つまり，カテーテル先端が心膜翻転部を越してしまうのです．皆さんはこのとき，こう思うかもしれません．「カテーテル先端は静脈壁に平行に位置しているのだから静脈壁の穿孔はあり得ない」と．しかし，この考えは正しいのでしょうか？　正解は「正しくない」です．驚きました？　そうなのです．実は，カテーテル先端が静脈壁と平行になるようにしても，静脈壁の穿孔は起こります．

ではなぜ，世界中のガイドラインは，カテーテル先端が静脈壁に直交するようにしてはいけないといっているのでしょうか？ 理由は簡単です．高率に静脈壁の穿孔が起こるからです．つまり頻度の問題ということです．カテーテル先端が静脈壁と平行関係にあれば，静脈壁の穿孔の頻度は低いということです．ただし，静脈壁穿孔がないという保証はありません．

はてさてどうしたものか？ 左側から挿入したカテーテルは，先端を左腕頭静脈内（Zone C）に留め血栓症のリスクを我慢するか，心膜翻転部を越して先端を留置し，心タンポナーデのリスクに怯えるかの二者択一になりそうです．このため，左側からの挿入はできるだけ避けた方がよいでしょう．

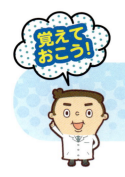

PICC挿入の第一選択は，右尺側皮静脈である！

c．左側から挿入するときはどうするの？

しかし，実際の臨床では左側からPICCを挿入せざるを得ないこともあるはずです．そういったとき，どうするか？ という問いに本書も答えなくてはいけません．しかし，この答えは実は出ていません[15]．ここで私見を述べる前に，皆さんにもう1つ重大な現象をお知らせしなければなりません．実は，**カテーテルは生体内で動いています**．

心臓からは毎分3〜5Lの血液が送り出され，同じ量の血液が心臓に戻ってきます．つまり，上大静脈内はものすごい血流が発生しています．この中にカテーテルがあるのですから，カテーテルは，鯉のぼりの吹き流しのようにはためいているのです．さらに，呼吸により横隔膜が動くため，気管の位置も変動しています．報告によると吸気と呼気では，カテーテルの先端位置は約1cm変わります[16]．また，腕の外転内転や立位や座位でも，浅くなったり深くなったりします．こうして考えると，カテーテルの先端の位置は実際には，普段から2〜3cmは動いているのです[15]．ということは，気管分岐部に位置しているカテーテル先端は，実は心膜翻転部をときどき越しているのかもしれないのです！ **図14**に実際に体内でカテーテル先端が移動した例を示します．

さて，以上のような現実を皆さんが知ったうえで，われわれ執筆者が左尺側皮静脈からPICCを挿入したらカテーテル先端をどこに位置させるかお答えしたいと思います．

103

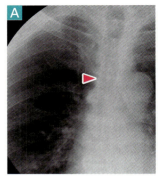 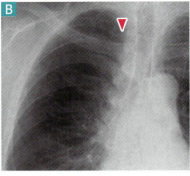 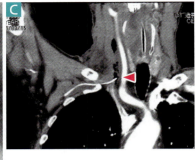

図14 ● 自然にカテーテル先端が右内頸静脈へ迷入した症例
A：PICC挿入時，B：挿入18日目胸部X線，C：挿入18日目胸部CT
▶：カテーテル先端

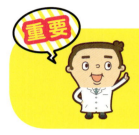

左尺側皮静脈からPICCカテーテルを挿入する場合，カテーテル先端が静脈壁と平行になるように挿入する．たとえ先端が，気管分岐部を越え心膜翻転部に近くても！

　この考えが成り立つのは，実はPICCだからです．PICCはもともと長期留置のために材質が改良されています．通常のCVCより「軟らかい」のです．このため，静脈壁の穿孔のリスクは通常のCVCより低いと考えられます［ちなみに，筆者がCVCを左側（左内頸静脈や左鎖骨下静脈）から挿入する場合，必ずZone Cに留めるようにしています］．

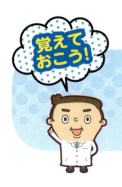

左側から挿入したPICCは，挿入2〜3日後に必ず胸部X線で再確認します．理由は，カテーテルは体内で動いているからです．

参考文献

1) Couzigou C, et al : Short peripheral venous catheters : effect of evidence-based guidelines on insertion, maintenance and outcomes in a university hospital. J Hosp Infect, 59 : 197-204, 2005

2) O'Grady NP, et al : "Guidelines for the Prevention of Intravascular Catheter-Related Infections, 2011" [https://www.cdc.gov/hai/pdfs/guidelines/bsi-guidelines-2011.pdf]

3) McGee DC & Gould MK : Preventing complications of central venous catheterization. N Engl J Med, 348 : 1123-1133, 2003

4) Parienti JJ, et al : Intravascular Complications of Central Venous Catheterization by Insertion Site. N Engl J Med, 373 : 1220-1229, 2015

5) Yamamoto AJ, et al : Sutureless securement device reduces complications of peripherally inserted central venous catheters. J Vasc Interv Radiol, 13 : 77-81, 2002

6) Chopra V, et al : Risk of venous thromboembolism associated with peripherally inserted central catheters : a systematic review and meta-analysis. Lancet, 382 : 311-325, 2013

7) Baskin JL, et al : Management of occlusion and thrombosis associated with long-term indwelling central venous catheters. Lancet, 374 : 159-169, 2009

8) Pittiruti M, et al : ESPEN Guidelines on Parenteral Nutrition : central venous catheters (access, care, diagnosis and therapy of complications). Clin Nutr, 28 : 365-377, 2009

9) Venkatesan T, et al : Blind placements of peripherally inserted antecubital central catheters : initial catheter tip position in relation to carina. Br J Anaesth, 98 : 83-88, 2007

10) Avila JO, et al : Use of echocardiography to identify appropriate placement of a central venous catheter wire in the vena cava prior to cannulation. Acad Emerg Med, 21 : E1-E2, 2014

11) Wechsler RJ, et al : The misplaced thoracic venous catheter : detailed anatomical consideration. Crit Rev Diagn Imaging, 21 : 289-305, 1984

12) Franklin I & Gilmore C : Placement of a peripherally inserted central catheter into the azygous vein. J Med Radiat Sci, 62 : 160-162, 2015

13) Pittiruti M & Lamperti M : Late cardiac tamponade in adults secondary to tip position in the right atrium : an urban legend? A systematic review of the literature. J Cardiothorac Vasc Anesth, 29 : 491-495, 2015

14) Stonelake PA & Bodenham AR : The carina as a radiological landmark for central venous catheter tip position. Br J Anaesth, 96 : 335-340, 2006

15) Vesely TM : Central venous catheter tip position : a continuing controversy. J Vasc Interv Radiol, 14 : 527-534, 2003

16) Pan PP, et al : Impact of phase of respiration on central venous catheter tip position. J Vasc Access, 14 : 383-387, 2013

第3章　PICCの合併症対策・予防

2 PICCの感染防御

◆PICCはCVCの1つであり，CVCと同様の感染対策をしなければならない.
◆PICCに関連する感染症には局所性のもの（静脈炎など）と全身性の血流感染がある. 特に留意すべきなのは全身性のCRBSIであり，その感染経路を遮断することが重要である.
◆PICCは本来の使用目的が達成されればすみやかに抜去を検討する. 抜去できないPICCは，その管理にかかわる従事者全員が感染防御の対策を理解し，実行する必要がある.

1. はじめに

　血管内へのカテーテル留置は，微生物が血管内へ侵入する経路となり，感染症を引き起こす危険があります. 感染症の発生は，患者に身体的・精神的苦痛を与え，医療経済的な損失も招きます. 治療のために挿入した血管内カテーテルで感染を引き起こさないよう，その感染防御に努めることは重要です.

　PICC（末梢挿入型中心静脈カテーテル）は末梢静脈を介して挿入する中心静脈ラインです. 一見，末梢静脈ラインのようにみえますが，その実体は中心静脈ラインです. このため，**PICCの感染防御は中心静脈ラインの感染防御に準じた管理が必要**とされます. 一方で，PICCは鎖骨下静脈ラインと同じく感染率が低いことから，海外では通院患者にもPICCが挿入・管理されています. しかし，**比較的元気な患者に挿入されているからといって，PICCが感染を起こさないということはありません.** 感染防御をゆめゆめ疎かにしてはいけません.

2. 血管内カテーテル留置に関連する感染症

1）局所感染と血流感染

　カテーテルが血管内に留置されることで発生する感染症には，静脈炎など局所性のものと，全身性の血流感染があります. 局所感染症についてIDSA（Infectious Diseases Society of America，米国感染症学会）の臨床的定義を**表1**[1]に示します. また全身性の血流感染については，CRBSI（catheter-related blood stream infec-

表1 ■ 血管内カテーテル留置に関連した局所感染症の臨床的定義

感染症	定義
静脈炎	カテーテルが挿入されている，あるいは最近まで挿入されていた静脈に沿ってみられる硬結，発赤，熱感，疼痛，圧痛
出口部感染	**微生物学的** カテーテル出口部の滲出物に微生物を認める．血流感染を認める場合と認めない場合がある **臨床的** カテーテル出口部の2 cm以内に紅斑，硬結，圧痛を認める．発熱やカテーテル出口部からの膿性滲出物などの他の感染徴候を伴うことがある．血流感染を認める場合と認めない場合がある
トンネル感染	カテーテル出口から2 cm以上離れて，皮下トンネルに沿って圧痛，紅斑，硬結を認める（例：ヒックマン，ブロビアックカテーテル）．血流感染を認める場合と認めない場合がある
ポケット感染	完全埋め込みデバイスの皮下ポケットに感染性の液体貯留を認める．しばしば，ポケット上の皮膚の圧痛，紅斑，硬結，自然破裂や排液，皮膚の壊死を伴うことがある．血流感染を併存する場合としない場合がある

（文献1より一部を引用）

tion，カテーテル関連血流感染症）とCLABSI（central line-associated blood stream infection，中心静脈ライン関連血流感染症）の2つの用語が使用されるため，それぞれの定義を明確にしておきます．

2) CRBSIとCLABSI

CRBSIは，カテーテルが血流感染の原因であると同定するための特異的検査を要し，患者の診断・治療の際に用いられる診断基準です．一方CLABSIは，サーベイランスを目的とした定義で，発症前の48時間以内に中心ラインを留置された患者の原発性血流感染であり，CDC（Centers for Disease Control and Prevention，米国疾病管理予防センター）によるNHSN（National Healthcare Safety Network，全米医療安全ネットワーク）の判定基準[2]があります．CRBSIとCLABSIのそれぞれの定義を**表2**[1,2]に示します．

3) CRBSIによる損失

米国のICUにおけるCLABSIの発生率は，カテーテル挿入1,000日あたり0.8〜2.9件[3]，CRBSIによる患者1人あたりの追加コストが平均18,432ドル，入院期間は平均12日間延長，死亡率約18%といわれています[4]．日本のICUにおけるCLABSIの発生率はカテーテル挿入1,000日あたり1.5〜5.0件[5]，CRBSIを起こすと1人あたり約571万円の追加医療費が発生するという報告があります[6]．

CRBSIの発生は，医療経済的にも多大な損失を招いていることがわかります．

4) PICCによるCRBSIの発生

血管内留置カテーテルによる血流感染の発生頻度については**表3**[7]に示します．

血流感染の発生頻度は，非トンネル型CVC（non-tunneled central venous catheter，非トンネル型中心静脈カテーテル）のカテーテル挿入1,000日あたり2.7

表2 ■ CRBSIとCLABSIの定義

CRBSI 診断基準 (IDSA)[1]	血管内デバイスの存在する患者の末梢静脈から採取された血液培養のうち1本以上が陽性の菌血症あるいは真菌血症で，感染の臨床症状（発熱，悪寒，血圧低下など）を認め，（カテーテル以外に）その他の明らかな血流感染源がない．
	以下のうち1つは存在すべきである． • 末梢血液培養と同じ微生物（同種）がカテーテル断片の半定量培養（15cfu/カテーテル断片以上）あるいは定量培養（10^{2}cfu/カテーテル断片以上）で認められる • カテーテル逆血および末梢静脈の同時定量的血液培養で3：1 cfu/mL以上の比率で逆血培養由来の菌量が多い • 血液培養陽性化の時間差（differential time to positivity：DTP）を満たす （DPT：カテーテルハブから得た血液培養が自動血液培養システムで，同時に採取した同量の末梢血培養に比べ，少なくとも2時間以上早く陽性化すること）
CLABSI 判定基準 (NHSN)[2]	検査で確認された血流感染（laboratory confirmed blood stream infection：LCBI）の判定：以下の判定基準の1つを満たさなければならない．
	【基準1（以下の2つすべて満たすこと）】 • 1回以上の血液培養※1から「認定された病原体」※2が分離される • 血液から培養された微生物は他の部位の感染に関係がない
	【基準2（以下の3つすべて満たすこと）】 • 以下の徴候や症状が少なくとも1つある：発熱（38℃を超える），悪寒戦慄，低血圧 • 陽性の検査結果が他の部位の感染に関係がない • 同一の一般の皮膚汚染菌〔類ジフテリア（*Corynebacterium*属，*C. diphtheriae*を除く），*Bacillus*属（*B. anthracis*は除く），*Propionibacterium*属，コアグラーゼ陰性ブドウ球菌（*S. epidermidis*を含む），viridans群連鎖球菌，*Aerococcus*属，*Micrococcus*属）が，別々の機会に採取された2回以上の血液培養から培養される
	【基準3（以下の3つすべて満たすこと）】 • 1歳以下の患者で，以下の徴候や症状が少なくとも1つある：発熱（深部体温で38℃を超える），低体温（深部体温で36℃未満），無呼吸，徐脈 • 陽性の検査結果が他の部位の感染に関係がない • 同一の一般の皮膚汚染菌〔類ジフテリア（*Corynebacterium*属，*C. diphtheriae*を除く），*Bacillus*属（*B. anthracis*は除く），*Propionibacterium*属，コアグラーゼ陰性ブドウ球菌（*S. epidermidis*を含む），viridans群連鎖球菌，*Aerococcus*属，*Micrococcus*属）が，別々の機会に採取された2回以上の血液培養から培養される
	◎ 以上3つの基準の要素は1暦日の間隔を越えない範囲で発生していなければならない．

※1：「1回以上の血液培養」は，1回の採血から最低1本の血液培養ボトルに少なくとも1つの微生物が検出された（血液培養陽性）と検査室から報告されることを意味している．
※2：「認定された病原体」には，一般の皮膚汚染菌（リストについては基準2と基準3を参照）と考えられる微生物を含まない．認定された病原体の例として黄色ブドウ球菌，腸球菌，大腸菌，*Pseudomonas*属，*Klebsiella*属，*Candida*属などがある．

〔文献1，2より一部を引用〕

表3 ■ 血管内留置カテーテルによる血流感染の発生頻度

血管内カテーテルの種類	血流感染発生頻度 （カテーテル挿入1,000日 あたり）
末梢静脈カテーテル	0.5
Midlineカテーテル	0.2
血行動態モニター用末梢動脈カテーテル	1.7
非トンネル型CVC	2.7
カフ付きトンネル型CVC	1.6
PICC（入院患者のみ）	2.1
中心静脈ポート	0.1

〔文献7より一部を引用〕

件と比較して，入院患者におけるPICCは2.1件とやや少ないといえます．

またChopra Vらのシステマティックレビューによれば，PICCは他のCVCよりCLABSIの発生リスクを軽減（RR 0.62；95%CI 0.40〜0.94）していましたが，外来患者と入院患者を分けた分析では，外来患者でPICC使用によるCLABSIの減少が大きく認められるものの，入院患者は同程度でした[8]．

入院患者においてPICCは非トンネル型CVC（いわゆる従来型のCVC）より血流感染発生頻度はやや少ないか同程度と考えられますが，カテーテル挿入時に気胸や血胸といった重大な合併症のない点が優位です．本邦の現状ではCVCとして非トンネル型CVCの使用頻度が最も多いですが，今後はPICCの使用が増えると考えられ，PICCに関連する感染防御を徹底していく必要があります．

3. PICCに関連する感染防御

1）静脈炎対策

PICCによる静脈炎は9.7〜11.1％の割合で発生しています[9, 10]．前腕や肘窩の静脈から挿入されたPICCは血管内を走行するカテーテルの長さが長く，肘の屈曲によって滴下不良やそれに伴う血栓による閉塞を起こしやすく，静脈炎の発生リスクが高くなります．静脈炎予防として，**カテーテルはできるだけ上腕から留置**することが重要です．比較的細いカテーテルの使用，尺側皮静脈からの挿入，刺入部の操作や動きがない，という状況で静脈炎発生が少ないという報告もあります[11]．

静脈炎は局所感染としてそのほとんどは治癒しますが，なかには静脈炎から全身性の血流感染に至るケースもあります．静脈炎予防に努めるとともに発生の早期発見，発生時の適切な対応で重症化を防ぐ必要があります．

2）CRBSI対策

a．感染経路と原因微生物

CRBSIの感染経路には，①挿入部位の皮膚細菌叢の侵入，②カテーテルまたはカテーテルハブの微生物汚染による侵入，③微生物汚染した注入薬剤からの侵入，④他の感染病巣からの血行性播種の4つがあります（図1）．これらの感染経路を遮断することが，CRBSI発生の予防につながります．

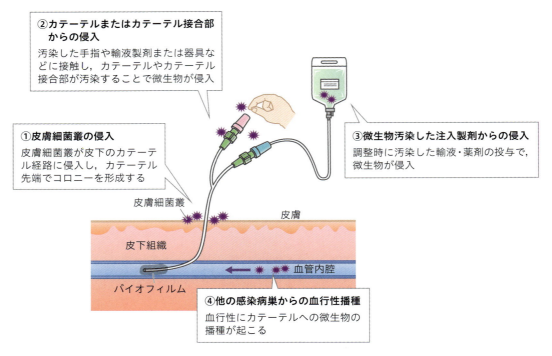

図1 ● CRBSIの感染経路

　また，血管内留置されたカテーテルは人体にとって異物であり，**カテーテル内外はフィブリンからなるバイオフィルムが形成されやすい状態**です．バイオフィルム内に定着した微生物は宿主の防御機能や抗菌薬から保護され，微生物を血流に放出してCRBSIを引き起こすこともあります．長期のカテーテル留置はバイオフィルム形成のリスクになるため，**早期にカテーテルを抜去することが感染予防として重要**です．

　CRBSIを引き起こす微生物の多くは，患者の皮膚常在菌であるコアグラーゼ陰性ブドウ球菌や黄色ブドウ球菌です．また輸液製剤の汚染で*Klebsiella*属，*Enterobacter*属，*Pseudomonas*属なども原因菌となりえます．さらに遠隔部位の感染から血行性に他の微生物が播種しカテーテルへの定着を起こし，CRBSIを引き起こすこともあります．

b．CVCに関連した感染防御のためのケアバンドル

　ケアバンドルとは，科学的な根拠に基づいた有用性の認められる手法を，単独ではなく3～5くらいの複数を組み合わせて行うことで最大限の効果を得ようというものです．IHI（Institute for Healthcare Improvement，米国医療の質改善研究所）は，中心静脈ラインバンドルとして，**①手指衛生，②MSBP（maximal sterile barrier precautions），③クロルヘキシジンによる皮膚消毒，④最善のカテーテル刺入部の選択，⑤毎日のカテーテルの必要性のチェックと，不要なラインの迅速な抜去**の5つを示しています[12]．このバンドルを実施することで，18カ月を通してMichigan州全州域でICUのCRBSI感染率が66％減少したことを示す結果が得られています[13]．

①手指衛生

感染防御のために，ヒトからヒトあるいは環境からヒトへの微生物の伝播，また同じ患者であっても汚染部位から清潔部位への微生物の伝播を予防する必要があり，そのために最も重要な対策が手指衛生です．**滅菌手袋を使用するからといって手指衛生が不要になるわけではありません．**

②MSBP（maximal sterile barrier precautions，高度無菌遮断予防策）

PICC挿入時にはMSBPを実施することが強く推奨されます．MSBPの実施とは，術者が手指衛生を適切に行い，滅菌ガウン・滅菌手袋・マスク・キャップを着用すること，さらに患者をカテーテル刺入部に相当する部分だけ穴が開いた滅菌ドレープで頭からつま先まで覆う対策のことです．

③クロルヘキシジンによる皮膚消毒

CVC挿入前の皮膚消毒には，0.5％を超える濃度のクロルヘキシジンアルコール（本邦では1％クロルヘキシジンアルコールが使用可）による皮膚消毒を推奨し，クロルヘキシジンが禁忌の場合はヨードチンキ，ヨードホールまたは70％アルコールで代用します[14]．

④最善のカテーテル刺入部の選択

刺入部位の選択では感染のリスクを避けるために，成人患者では大腿静脈以外の部位が推奨されます[14]．PICCの使用で必然的に刺入部を大腿静脈以外の部位（上腕）にすることができます．

⑤毎日のカテーテルの必要性のチェックと，不要なラインの迅速な抜去

血管内に留置されるカテーテルは人体にとって異物であり，CRBSIを生じさせるリスクになります．不要なカテーテルを1日も早く抜去するために，**毎日その必要性をチェックすることで挿入したままの状態を避け，不要になれば直ちに抜去する**ことで感染リスクを減らすことができます．

血管内留置カテーテルの必要性の判断

カテーテルの必要性は，本来の使用目的（検査や治療など）が達成されているかで判断します．達成されていれば抜去できないかを検討します．医療者側の「とりあえずルート確保」や「毎日の穿刺が面倒」という理由などで，長期の留置にならないよう注意しましょう．

c．その他の感染防御について

CDCの「血管内留置カテーテル関連感染予防のためのガイドライン」では，ケアバンドルの5つの対策以外にも，CVC（PICCも含む）に関連した血流感染予防のための重要な対策について勧告しています[14]．詳細はガイドラインを参照いただくとして，

表4 ■ CDCガイドラインの勧告：「中心静脈カテーテル」「カテーテル挿入部位ドレッシング法」「CVCの交換」について抜粋

勧告	カテゴリー
中心静脈カテーテル（CVC）	
1. 感染症による合併症の発生低減のために，勧告された挿入部位にCVCを留置することのリスクとメリットを，機械的合併症（気胸・鎖骨下動脈穿刺・鎖骨下静脈裂傷・鎖骨下静脈狭窄・血胸・血栓・空気塞栓・カテーテルの誤挿入など）のリスクと比較し検討する．	ⅠA
2. 成人患者の場合は中心静脈へのアクセスに大腿静脈を使用することを避ける．	ⅠA
3. 非トンネル型CVC留置の感染リスクを最小限に抑えるために，成人患者では頸または大腿ではなく，鎖骨下を挿入部位にする．	ⅠB
4. トンネル型CVCの感染リスクを最小限に抑えるための，適切な挿入部位に関する勧告はない．	未解決問題
5. 血液透析患者や進行腎疾患患者では鎖骨下静脈狭窄を防ぐために鎖骨下静脈への留置を避ける．	ⅠA
6. 慢性腎不全患者では永久的な透析アクセスのためにCVCではなくシャントかグラフトを使用する．	ⅠA
7. カテーテルの再挿入の回数や機械的合併症を低減するために（利用可能であれば）超音波ガイド下にCVCを留置する．超音波ガイド下留置は十分な訓練を受けてから行うべきである．	ⅠB
8. 患者の管理に必要最小限のポート数またはルーメン数のCVCを選択する．	ⅠB
9. 静脈栄養専用ルーメンの使用に関する勧告を示すことはできない．	未解決問題
10. 血管内留置カテーテルが不要になった場合，速やかに抜去する．	ⅠA
11. （緊急時におけるカテーテルの挿入で）無菌操作の確保ができない場合，カテーテルをできる限り速やかに（48時間以内）交換する．	ⅠB
カテーテル挿入部位ドレッシング法	
1. カテーテル挿入部位を覆うために，滅菌ガーゼか滅菌・透明・半透過性ドレッシング材のいずれかを使用する．	ⅠA
2. 患者が発汗性の場合，またはカテーテル挿入部位の出血あるいは毛細血管性出血がある場合，それが解消するまでガーゼドレッシングを使用する．	Ⅱ
3. カテーテル留置部位のドレッシングは，湿ったり緩んだり目に見えて汚れた場合は交換する．	ⅠB
4. 真菌感染および抗菌薬耐性菌の出現を促進させる可能性があるため，透析カテーテル以外のカテーテル挿入部位に外用抗菌薬の軟膏やクリームを使用してはならない．	ⅠB
5. カテーテルまたはカテーテル挿入部位を水に浸してはならない（シャワー中にカテーテルおよびコネクターを不透過性カバーで覆った場合など）．微生物がカテーテル内に侵入する可能性を低減する措置を講じた場合は水をかけても差し支えない．	ⅠB
6. 短期用CVC挿入部に使用するガーゼドレッシングは2日ごとに交換する．	Ⅱ
7. 短期用CVC部位で使われる透明ドレッシングは少なくとも7日ごとに交換する（小児患者の場合を除く）．	ⅠB
8. トンネル型または埋め込み型CVC挿入部位に透明ドレッシングを使用する場合は，挿入部位が治癒するまで週1回以下の頻度で交換する（ドレッシングの汚れまたは緩みがない場合）．	Ⅱ
9. 長期用のカフ型およびトンネル型CVCの挿入部が十分に治癒している場合の出口部位のドレッシングの必要性に関して勧告はできない．	未解決問題
10. カテーテル挿入部位の管理はカテーテル材料と適合するものであること．	ⅠB
11. すべての肺動脈カテーテルには滅菌スリーブを使用する．	ⅠB
12. 生後2カ月以上の患者の一時的な短期用カテーテルに対して，教育・トレーニング，皮膚消毒用クロルヘキシジンの適正使用，MSBなどの基礎的予防策の実施にもかかわらずCLABSI発生率が低下しない場合，クロルヘキシジン含浸スポンジドレッシングを使用する．	ⅠB
13. 他の種類のクロルヘキシジンドレッシング材に関する勧告はない．	未解決問題

〈次頁に続く〉

〈前頁の続き〉

勧告	カテゴリー
14. 患者の臨床状態に応じて，ドレッシング交換時にカテーテル挿入部位を肉眼的観察によって評価するか，または定期的にドレッシングの触診によってカテーテル挿入部位を評価する．もし挿入部位に圧痛があり，原因が不明の発熱あるいは局所感染または血流感染を示唆するその他の症状が患者にある場合は，ドレッシング材を除去して挿入部位をよく観察する．	ⅠB
15. カテーテル挿入部位の変化または不快感があれば担当の医療従事者に報告するように患者に勧める．	Ⅱ
CVCの交換（PICCおよび血液透析カテーテルを含む）	
1. CVC・PICC・血液透析カテーテル・肺動脈カテーテルは，カテーテル由来感染を予防するためにルーチン交換しない．	ⅠB
2. CVCやPICCは発熱だけでは抜去しない．ほかで感染が明らかな場合や，発熱の非感染性原因が疑われる場合，カテーテル抜去の妥当性に関して臨床判断を用いる．	Ⅱ
3. 感染を防ぐために非トンネル型カテーテルはガイドワイヤーを用いたルーチンの交換をしてはならない．	ⅠB
4. 感染が疑われる非トンネル型カテーテルを交換する際，ガイドワイヤーを使用しない．	ⅠB
5. 感染の証拠がない場合に限り，正常に機能しない非トンネル型カテーテルはガイドワイヤーを用いて交換する．	ⅠB
6. ガイドワイヤーを用いて交換を行う際は新しい滅菌手袋を着用してから新しいカテーテルを取り扱う．	Ⅱ

カテゴリーIA：実施を強く勧告．十分に設計された実験研究，臨床研究または疫学研究で強く裏付けられている．
カテゴリーIB：実施を強く勧告．一部の実験研究，臨床研究または疫学研究と，強い理論的根拠で裏付けられている．あるいは限定的なエビデンスにより裏付けられている，一般的に容認されている行為．
カテゴリーIC：州または連邦の法規または基準によって要求されている．
カテゴリーⅡ：実施を提案．臨床研究もしくは疫学研究または理論的根拠で示唆されている．
未解決問題：有効性に関する十分なエビデンスやコンセンサスが存在しない未解決問題を示す．
（文献14より引用）

　　特にPICCに関連すると考えられる「中心静脈カテーテル」「カテーテル挿入部位ドレッシング法」「CVCの交換」の勧告を抜粋して**表4**に示します．

4. さいごに

　　PICCによって引き起こされる感染症には，局所性と全身性があります．PICCの感染防御のために，挿入時や留置中の管理にかかわるすべての医療従事者が，エビデンスに基づいた対策を理解し遵守することが重要です．

文献

1）Mermel LA, et al：Clinical Practice Guidelines for the Diagnosis and Management of Intravascular Catheter-Related Infection：2009 Update by the Infectious Diseases Society of America. Clin Infect Dis, 49：1-45, 2009
　　石金正裕，他訳：血管内カテーテル関連感染症の診断と治療に関する実践的臨床ガイドライン：米国感染症学会による2009年改訂版［http://www.idsociety.org/Guidelines/Patient_Care/IDSA_Prac-

tice_Guidelines/Translations_of_IDSA_Practice_Guidelines/Japanese/IV_Catheter-_Japanese_Version/#]

2) Horan TC：CDC/NHSN surveillance definition of health care-associated infection and criteria for specific types of infections in the acute care setting. Am J Infect Control, 36：309-332, 2008

3) Dudeck MA, et al：National Healthcare Safety Network report, data summary for 2013, Device-associated Module. Am J Infect Control, 43：206-221, 2015

4) Hatler C：Walk the walk to reduce catheter-related bloodstream infections. American Nurse Today, 5：26-30, 2010 [https://americannursetoday.com/walk-the-walk-to-reduce-catheter-related-bloodstream-infections/]

5) 日本環境感染学会 Japanese Healthcare Associated Infections Surveillance 委員会 医療関連感染サーベイランス部門：サーベイランス結果報告書：2009 年 4 月～2016 年 12 月データサマリー [http://www.kankyokansen.org/modules/iinkai/index.php?content_id=6]

6) Nakamura I, et al：The additional costs of catheter-related bloodstream infections in intensive care units. Am J Infect Control, 43：1046-1049, 2015

7) Maki DG, et al：The risk of bloodstream infection in adults with different intravascular device：a systematic review of 200 published prospective studies. Mayo Clin Proc, 81：1159-1171, 2006

8) Chopra V, et al：The risk of bloodstream infection associated with peripherally inserted central catheters compared with central venous catheters in adults：a systematic review and meta-analysis. Infect Control Hosp Epidemiol, 34：908-918, 2013

9) 森兼啓太，他：末梢挿入型中心静脈カテーテルと従来の中心静脈カテーテルの多角的比較．環境感染誌, 24：325-331, 2009

10) Loughran SC & Borzatta M：Peripherally inserted central catheters：a report of 2506 catheter days. J Parenter Enteral Nutr, 19：133-136, 1995

11) Mazzola JR, et al：Clinical factors associated with the development of phlebitis after insertion of a peripherally inserted central catheter. J Intraven Nurs, 22：36-42, 1999

12) Institute for Healthcare Improvement："How-to Guide：Prevent Central Line-Associated Bloodstream Infections（CLABSI）", 2012 [http://www.chpso.org/sites/main/files/file-attachments/ihi_howtopreventcentrallineassociatedbloodstreaminfections.pdf]

13) Pronovost P, et al：An intervention to decrease catheter-related bloodstream infections in the ICU. N Engl J Med, 355：2725-2732, 2006

14) O'Grady NP, et al："Guidelines for the Prevention of Intravascular Catheter-Related Infections, 2011" [https://www.cdc.gov/hai/pdfs/guidelines/bsi-guidelines-2011.pdf]

第 4 章

その他

1 Midline カテーテル
～PICC と末梢静脈ラインの中間のカテーテル ———— 116

2 在宅医療における PICC ———————————— 122

第4章　その他

1 Midlineカテーテル ～PICCと末梢静脈ラインの 中間のカテーテル

◆Midlineカテーテルは急速輸液や少量カテコラミン投与にも適しているため，救急領域で 近年注目されている.
◆CVCに比べ重篤な合併症が少なく，末梢静脈ラインよりも事故抜去や感染の発生率が低い.

1. はじめに

　救急診療の一次評価では，「ABC」すなわちAirway（気道確保），Breathing（呼吸と換気），Circulation（循環維持）の確認が重要です．ABCを安定させるためには酸素投与，気管挿管，人工呼吸，そして静脈ライン確保によるすみやかな輸液や薬剤投与が求められます．静脈ライン確保は橈側皮静脈や前腕正中皮静脈が一般的ですが，救急領域では状態が不安定で確保が困難なケースも多く，CVCを挿入したり心肺停止症例では骨髄穿刺による骨髄ルートを選択することもあります．しかしながら，これらの手技は侵襲が大きく重篤な合併症を引き起こす可能性があり，その選択・施行にしばしば躊躇してしまうことがあります．そのような状況で超音波ガイド下に安全に挿入できるMidlineカテーテルが注目を浴びつつあります[1, 2]．静脈ライン確保は初期治療における優先順位の高い手技であり，安全かつ確実に静脈ラインを確保することが救命への近道となります．Midlineカテーテルは救急領域での治療の幅を広げ，救急患者のみならず診療スタッフの負担軽減にもつながります．

2. Midlineカテーテルとは

　臨床使用としては1950年代に初めて紹介されています．専用カテーテルの使用が1990年代に報告され，実際の普及は2000年以降です．看護師が実施できる手技として海外では主に看護関連の雑誌で報告されています[3, 4]．Midlineカテーテルは7.5～

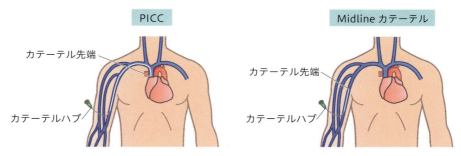

図1 ● PICCとMidlineカテーテルのカテーテル先端位置

　20 cm（3〜8インチ）と通常の末梢静脈ラインより少し長めのカテーテル留置と定義されています．PICCと同様に上腕部の尺側皮静脈を穿刺するのが好ましく，カテーテルの先端を腋窩静脈の手前に留置します（**図1**）．

　本邦での臨床使用はあまり多くはなく，専用カテーテルの販売を含め今後の普及が期待されています．感染のリスクが低く，数日〜数週間の静注薬物治療が必要となる場合は良い適応です．肘窩より2〜3横指中枢側で血管径の太い静脈（PICCの挿入部位と同じです）に挿入するため，急速輸液や少量カテコラミンも投与でき，救急領域での活用に適しています．超音波ガイド下に挿入するため安全性にも優れています．

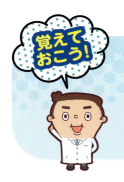

　本邦の保険適応上，Midlineカテーテルは末梢静脈ラインの扱いになっています．臨床的には推奨されていますが，使用するカテーテルの代金は病院負担となってしまいます．カテーテル留置の前に院内ルールを確認しておきましょう．

3. Midlineカテーテルの特徴

　CVCやPICCと同様に超音波ガイド下に穿刺し，Seldinger法で挿入できます．カテーテルの長さが20 cm以下と短いことから迷入はほとんどなく，準備から確認までが短時間で完了します．上腕から挿入するので重篤な合併症は少なく，状態が不安定な救急患者の迅速な静脈ライン確保に適しています．穿刺部位が肘窩より中枢側なので肘を屈曲しても滴下は良好であり，カテーテルの違和感を極力抑えることができます．穿刺部位となる上腕は一般的な末梢静脈ラインよりも血管径が太く，血液が希釈

されやすい点も利点となります．カテコラミンなどの持続投与も可能ですが，**血管径に依存するため十分な注意と観察が必要**です．事故抜去や，静脈炎を含めたカテーテル感染の発生率は末梢静脈ラインと比較して少なく[5]，入院期間中の穿刺回数が減り患者負担の軽減につながります．カテーテルの先端は超音波診断装置で確認することが可能であり，X線による確認が省略できることから，胎児への影響が気になる妊婦患者にも適しています．

4. Midlineカテーテル挿入の実際

挿入方法はPICCと同じです．しかし，MidlineカテーテルはCVCではないので，MSBP（maximal sterile barrier precautions）を必要としません．標準予防策（standard sterile barrier precautions）で施行可能です．ただし，その場合感染率が高くなる[6]ので，長期留置したいMidlineカテーテルの場合は，MSBPで挿入するとよいでしょう．

5. 臨床で使用可能なカテーテル

現在，本邦ではMidline専用のカテーテルは販売されていません．しかしながら，Seldinger法で挿入できるMidlineカテーテルに適しているシングルルーメンカテーテルは数種類あります．カテーテルの一覧を**表1**に示します．

表1 ■ Midlineカテーテルに使用可能なカテーテル

品名	カテーテル外径	カテーテル有効長	穿刺針	ガイドワイヤー（インチ）	材質	取り扱い
SMAC™プラス	18 G	15 cm	19 G	0.025	ポリウレタン	日本コヴィディエン社
SMAC™プラス	20 G	20 cm	20 G	0.018	ポリウレタン	日本コヴィディエン社
サートフィックス®	18 G	15 cm	20 G	0.025	ポリウレタン	ビー・ブラウンエースクラップ社
アーテリアルラインキット	18 G	15 cm	19 G	0.028	テフロン	ガデリウス・メディカル社

6. 適応症例

表2にMidlineカテーテルの適応となる症例を示しました．

肉眼的に末梢静脈の確認が難しい場合は穿刺が頻回になってしまうことがあります．触診で何とか血管を確認しやっと挿入できた場合でも，ショートタイプのカテーテルでは長さが短くすぐに抜けてしまうこともあり，患者側のストレスはとても大きくなります．少し長めのカテーテルを超音波ガイド下に挿入するMidlineカテーテルは，このような問題を回避することができます．肥満患者，高齢者，妊婦など静脈ライン確保が困難な症例はよい適応です．また，末梢静脈より血管径の太い中枢側で挿入するため，血液希釈がされやすく，数日間の薬物静注療法が必要な症例もよい適応となります．投与する溶液はpH 5〜9が望ましいとされていますが，バンコマイシンなどpHが低い溶液の安全使用も報告されています[7]．救急領域ではさらに適応は拡大し，大量の輸液やカテコラミン投与が必要な心停止後の心拍再開やアナフィラキシーショック症例などはMidlineカテーテルが効果的です．

図2は熱傷患者の左上腕に挿入したMidlineカテーテルです．末梢静脈ライン確保困難がMidlineカテーテル挿入の理由です．患者は，受傷直後はCVCを挿入していましたが，その後経口栄養が可能となりました．しかし，静脈ラインがないためMidlineカテーテルを挿入したという経緯です．カテーテルは，3Fr（≒20G）のCVC（シングルルーメン，長さ20 cm）を約13 cm挿入しカテーテル先端が肩関節の手前になるように留置しています．

表2 ■ Midlineカテーテルの適応症例

- 数日間の薬物静注療法が必要
  - 非経口栄養
  - 抗菌薬
  - 鎮静薬
- 静脈ライン確保が困難
  - 肥満
  - 高齢者
  - 妊婦
- 心停止後の心拍再開例
- アナフィラキシーショック後

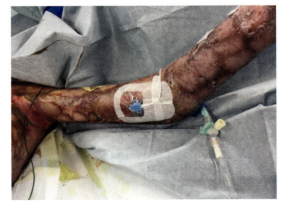

図2 ● 熱傷患者に挿入したMidlineカテーテル

7. 管理上の注意点

　通常のカテーテル管理と同様に，穿刺部位の熱感・圧痛・紅斑・腫脹を認める場合には感染を考慮して抜去の適応となります．痛みや不快感が強い場合には　静脈炎を考慮し抜去を検討しなければなりません．血栓形成やカテーテルの不具合を避けるためには，Midline カテーテル挿入側での血圧測定は避けなければいけません．腕・肩・鎖骨などの外傷例では同側でのライン確保は避けるべきです．外傷や出血を疑う疾患では造影剤を使用した検査が必要となりますが，Midline に使用するカテーテルのほとんどは高圧注入によりカテーテル破断の可能性があります．パワーインジェクターによる造影剤の注入には末梢から挿入したショートラインや高圧注入が可能な PICC（第 1 章-3 p33 参照）の使用を推奨します．

参考文献

1) Scoppettuolo G, et al : Ultrasound-guided "short" midline catheters for difficult venous access in the emergency department : a retrospective analysis. Int J Emerg Med, 9 : 3, 2016

2) Alexandrou E, et al : The use of midline catheters in the adult acute care setting—Clinical implications and recommendations for practice. J Assoc Vasc Access, 16 : 35-38, 40-41, 2011

3) Griffiths V : Midline catheters: indications, complications and maintenance. Nurs Stand, 22 : 48-57, 2007

4) Anderson NR : Midline catheters: the middle ground of intravenous therapy administration. J Infus Nurs, 27 : 313-321, 2004

5) O'Grady NP, et al : "CDC guidelines for the prevention of intravascular catheter-related infections, 2011" [https://www.cdc.gov/hai/pdfs/bsi-guidelines-2011.pdf]

6) Xu T, et al : Safety and utilization of peripherally inserted central catheters versus midline catheters at a large academic medical center. Am J Infect Control, 44 : 1458-1461, 2016

7) Caparas JV & Hu JP : Safe administration of vancomycin through a novel midline catheter: a randomized, prospective clinical trial. J Vasc Access, 15 : 251-256, 2014

Column

PICCの長期管理[1～3]

　今まで，PICCの適応・禁忌と挿入方法，合併症対策について概説してきました．しかし，PICCの問題点はこれだけではありません．ここでは，PICC挿入後の管理で何が求められているか解説します．

　PICCはその管理のしやすさからも，他の従来型CVCに比べ長期留置されることが多いといえます．留置期間が長いということは，**従来型CVCに比べ感染の危険が高い，カテテルの長期留置のトラブルが起こる頻度が高い**ということを意味します．

　従来型CVCよりも感染の危険があるというのは何だか変な感じですね…．PICCは感染率が低いという利点があり，このため長期留置できます．海外ではPICCを挿入している多くの患者が外来通院しています．だからこそ，**いったん感染の徴候を見逃すと敗血症を引き起こす可能性**があるのです．医療従事者による管理と患者教育がPICCの感染防御のキーポイントです．

　そのほかにもPICCには血栓というリスクがありました．外来通院している患者が突然，肺塞栓で担ぎ込まれる，あるいは院外で死亡してしまう，そういったトラブルが海外では頻発しています．本書では，血栓を発生させないため，PICCに適した静脈を選ぶということを血栓予防の第一にあげました．しかし，それでも脱水や他の病状の進行による全身状態の変化などが影響し，血栓は起こる可能性があります．やはりここでも，医療従事者による管理と患者教育が重要です．

　一方，PICCは従来型CVCに比べ挿入長が長く，上肢から挿入していることもあり，腕の動きでカテテル先端の位置が変わるという問題があります．カテテル先端の位置が変わることで，時としてカテテルの迷入が起こります．カテテルの迷入は挿入時だけでなく，長期留置でも起こるということを覚えておいてください．このとき，カテテルの先端が静脈壁を押すような位置になると，静脈壁を損傷することで心タンポナーデや胸腔内輸液などの合併症が起こります．長期留置でのカテテル迷入は突然起こるため，予期せぬ合併症として対処が遅れる可能性があります．これを防ぐには，ひとえにカテテルの迷入と静脈壁損傷で起こる合併症の知識を活用することにあります．知識と適切な管理が合併症による重篤な障害を防ぐカギです（第3章-1 p86参照）．

文献

1）Pittiruti M, et al：ESPEN Guidelines on Parenteral Nutrition: central venous catheters (access, care, diagnosis and therapy of complications). Clin Nutr, 28：365-377, 2009

2）Christensen LD, et al：Peripherally inserted central catheter for use in home parenteral nutrition：a 4-year follow-up study. JPEN J Parenter Enteral Nutr, 38：1003-1006, 2014

3）Cotogni P, et al：Peripherally inserted central catheters in non-hospitalized cancer patients: 5-year results of a prospective study. Support Care Cancer, 23：403-409, 2015

第4章　その他

2　在宅医療における PICC

◆本邦における在宅医療において医療依存度の高い患者の割合が増加しており，それに伴い在宅輸液療法（HIT）を必要としている患者が増加している．

◆超高齢社会において，患者のQOL向上，費用対効果が高いなどの視点から在宅での輸液療法（HIT）は有用である．

◆HIT実施においてPICCを用いることは，感染を含めた合併症予防の意味でも重要と考えられる．

◆諸外国ではHITにPICCが用いられることが多く，今後本邦でもその使用が普及すると考えられる．

1.　はじめに

　在宅医療は，1992年（平成4年）の医療法第2次改正により法的に正式な医療と認められました．

　在宅医療において，輸液療法は重要な課題の1つです．世界的にも在宅輸液療法（Home Infusion Therapy：HIT）の市場は拡大しています〔2024年までには283億ドル（日本円に換算するとに3兆円強）に到達するとマーケット調査会社であるGrand View Researchが予測しています〕[1]．HITは，輸液療法を入院して実施するより安く済むため医療費削減に寄与しますが，患者のQOL向上につながる点が重要です．本邦でも1990年代後半からHITの必要性がいわれていますが[2]，訪問看護師や薬剤師などの人材不足のため，他の先進国と比べるとまだまだといった現状です．

　在宅医療で多く用いられるHITは，在宅中心静脈栄養法（Home Parenteral Nutrition：HPN）です．HPNを用いることで6割以上が社会復帰を果たしています[3]．

　HPNの重要性を示す一例として，僻地診療所でPICCを用いたHPNの報告があります[4]．医療資源の不足している地域でのPICCの有用性がうかがわれます．

122　必ずうまくいく！PICC

> **Memo**
> **在宅医療の法的規定と現状**
>
> 　1992年の医療法第2次改正の第一条の二第2項に，「医療は，国民自らの健康の保持のための努力を基礎として，病院，診療所，介護老人保健施設その他の医療を提供する施設（以下「医療提供施設」という），医療を受ける者の居宅等において，医療提供施設の機能に応じ効率的に提供されなければならない」と規定されています．現在では国民の約60％が在宅での医療提供を希望し，少子高齢化が進むなか，本邦では国をあげて在宅医療を推進しています．
>
> 　2000年と2006年で訪問看護の医療依存度の変化を比較したところ，19.8％から30.5％に増加していて[5]，この傾向は現在まで続いています．つまり，今後ますます在宅医療が普及していくということです．

2. HPNで使用されるデバイスと合併症の特徴

　米国のHPNの調査（約5万人のデータベースを調査）[6]では，CVCの種類として，非トンネル型，トンネル型（ブロビアックカテーテル，ヒックマンカテーテル），ポート型，そしてPICCが使用されていました．そのなかで，PICCは全体の約50％の患者に使用されており，最も多く用いられていました．HPNでの合併症として，感染（全身または局所），カテーテル機能不全（血栓性または非血栓性）が発生していますが，全身感染（血流感染）においてはPICCが最も低い感染率であったことが示されました（**図1**）．どの種類のデバイスにおいても，全身感染の発生率は病院内での発生率と比較して低い傾向で，HITは安全に実施できます．

3. 在宅輸液療法（HIT）に利点はあるのか？

　HITと病院での輸液療法を，臨床アウトカム[*1]の点から比較した多くの報告があります．多くの研究でHITは，病院における輸液療法実施よりアウトカムが良いという報告がされています．例えば，血友病の患者の凝固因子の静脈注射をHITで行った方

---

*1 臨床アウトカムとは，臨床での転帰や予後のことです．つまり，病状はどうなったのか，どのような形で退院したか（治癒・軽快・死亡），入院期間はどうだったかなどのことです．

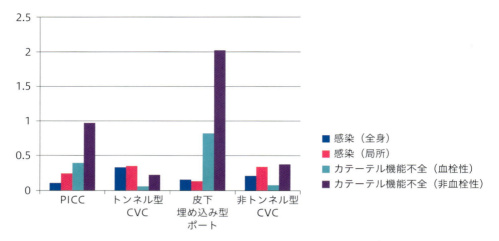

図1 ●のべ1,000カテーテル挿入日数あたりの合併症発生数[6]

が病院で行うより，予期しない出血が少なかったという研究結果があります[7]．この理由として，訪問看護師が患者の状態をみて的確に凝固因子の補充療法を行ったためであると，論文では考察されています．このように，HITは患者のニーズに合わせてフレキシブルかつ迅速に対応できるメリットがあると考えられます．

筆者が米国で勤務していた病院では，末梢静脈ライン確保が困難な患者が退院後一定期間HITを必要とする場合，PICCを挿入してから退院するケースが多くありました．実臨床でPICCを使用する最大の理由は，末梢静脈ライン確保困難であると思います．特にHITでは，末梢静脈ラインからの輸液の血管外漏出は，病院内のように迅速には対処できません．適切に治療を完結するためには，PICCなどのCVC使用を検討する必要があります．その際，他のCVCより感染のリスクが低いPICCを選択することは，臨床アウトカムの向上のためにきわめて妥当な選択だと考えます．

4. HITは患者のQOLを改善するか？

すでに在宅診療を受けている高齢患者が軽症の熱中症になったとき，輸液療法のためだけに病院に入院するのは，医療資源の問題だけでなく家族や患者自身にとってたいへんな負担になります．

多発性骨髄腫の骨病変治療のためビスホスホネート製剤投与が必要な患者に対して，在宅と病院で患者のQOLを比較した報告があります[8]．結果は，病院に入院して治療を受けた患者よりも，HITの方がQOLが高い（感情的，認知的および社会的QOLの測定と比較）ことがわかりました．特筆すべきことは，HITの方が患者の満足度が高かったということです．すべての輸液療法がHITで実施可能になるわけではありませ

んが，適切に患者を選択し，医療システムがHPNを行えるように整備することで，多くの患者が救われるのです．

5. HITの今後

本邦では，PICCによるHITはようやく始まったばかりです．地域の中核病院がPICC挿入のサービスを開始し，訪問看護師がPICCの管理をできる技能を習得することで，HITは患者のQOL向上に寄与するでしょう．そのためには，地域連携の推進とPICCの教育システムを確立していく必要があるでしょう．

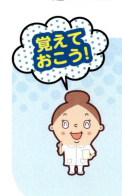

特定行為に係る看護師の研修制度が，2015年10月1日に施行されました．特定行為とは，診療の補助の範囲で看護師が手順書により行う行為で，実践的な理解力，思考力および判断力ならびに高度かつ専門的な知識および技能が特に必要とされる38行為です．そのなかにPICCの挿入も含まれています．この特定行為研修を修了することで，看護師もPICC挿入が可能となります．

文献

1) Home Infusion Therapy Market Size To Reach USD 28.3 Billion By 2024, Grand View Research, 2016
  [http://www.grandviewresearch.com/press-release/global-home-infusion-therapy-market]
2) 望月弘彦：地域連携における在宅静脈栄養管理の現状と課題．静脈経腸栄養，29：43-51，2014
3) Huisman-de Waal G, et al：The impact of home parenteral nutrition on daily life-a review. Clin Nutr, 26：275-288, 2007
4) 馬庭芳朗，他：僻地診療所における新しい在宅輸液療法の考案と実践．へき地医療の体験に基づく学術論文集1997年度，no.6：40-44，1998
5) 「訪問看護事業所の基盤強化に関する調査・研究事業〜訪問看護事業所の活動経営状況に関する全国実態調査〜報告書」平成21年度厚生労働省老人保健事業推進費等補助金（老人保健健康増進等事業），社団法人全国訪問看護事業協会，2010
6) Moureau N, et al：Central venous catheters in home infusion care：outcomes analysis in 50,470 patients. J Vasc Interv Radiol, 13：1009-1016, 2002
7) Berntorp E & Lethagen S：The role of home infusion therapy in haemophilia：a disease management perspective. Dis Manage Health Outcomes, 7：77-81, 2000
8) Smith A, et al：Home care versus hospital care in patients with multiple myeloma treated with pamidronate. Intern Palliat Care Nurs, 10：144-149, 2004

Column

海外でのPICCのチーム管理

　海外にはPICC Nurse（あるいは，PICC Line Nurse）とよばれ，PICCの挿入や管理を主に行う役割を担う看護師がいます．PICC NurseのすべてがRegistered Nurse（看護師）です．米国，ヨーロッパでは国によるライセンスは存在せず，PICCを挿入できる看護師は主に院内での認証となります．

　オーストラリアのウエスタンシドニー大学の附属病院では，VAD team（**V**ascular **A**ccess **D**evice team）とよばれるチームがあり，集中治療医（Intensivist）を中心に数名のRegistered Nurseがチームをつくっています[1]．そして，院内全体の中心静脈ラインを管理しています．例えば，夜間に緊急入院した患者で，CVCが必要になり，当直の救急医によって内頸静脈ラインが挿入されたとします．翌日状態が落ち着いていれば，長期管理のためVAD teamがPICCを挿入し，内頸静脈ラインを抜去します．VAD teamは，PICCだけでなく他のCVCの挿入も行います．また，カテーテル挿入後は，病棟回診を行って何らかの問題が起こっていないかどうかもチェックします．

　このように，VAD teamはPICCを含めすべてのCVCの管理を横断的に行っているのです．VAD teamは，病院によっては単にVascular Access Teamともよばれます．

文献

1）Alexandrou E, et al：Central venous catheter placement by advanced practice nurses demonstrates low procedural complication and infection rates--a report from 13 years of service*. Crit Care Med, 42：536-543, 2014

おわりに

　現代の医療界ではロボット手術，AIやビッグデータを活用した難病の診断，そしてiPS細胞による再生医療など最先端医療が注目を集めています．約100年前，まだペニシリンが実用化されていないころの医療に比べて，医学がこれほどまでに進歩すると誰が想像したでしょうか．このペースで進歩し続ければ，どんなにすばらしい医療技術の恩恵を享受できるようになるのでしょうか．その妄想に向かって最先端医療への挑戦は続くのでしょう．

　医療技術の進歩の過程で，私たちは大切なものを置き去りにしてきたように感じます．無論，技術のない医療は無力です．しかし，安全管理のない医療は暴力であり，さらに倫理感のない医療は狂気です．ノーベル文学賞を受賞したカズオイシグロの作品に臓器移植ドナー用にクローン化された子供たちがその運命を受け入れ成人し臓器ドナーとして一生を送るサイエンスフィクション，『Never Let Me Go（邦題：わたしを離さないで）』という小説があります．医療の進歩が狂気にまで至ることを予言するかのような震撼的作品です．

　しかし，まだ希望はあります．"Prevention of preventable death"の重要性を唱える医師が出現したのです．単純なチェックリストを用いてCRBSIの合併症・死亡率を劇的に減らした功績で有名になった麻酔科医Peter Pronovost，安全な手術のためのチェックリストを世界に広め，手術による合併症・死亡率を劇的に減らした外科医Atul Gawandeの2人です．2人とも当たり前のことを確実に行うことが死亡率低下に重要であることを示すために孤軍奮闘しました．その啓発活動も功を奏し世界中の無名の医師や医療スタッフの日々の地道な健闘により，医療の安全は支えられています．

　医療技術を食い散らかさない．目新しいものに飛びつく前に，これまでの医療技術に責任をもって，丁寧に日々の臨床に取り組まなければならないと思います．医療技術の進歩とともに，倫理感・道徳感そして何より人に対する思いやりの心の醸成も同時に進歩しなければ，これからの医療に明るい未来はありません．

　本書は単なる技術解説本ではありません．患者をCVCやPICCの合併症の犠牲者にしたくないという，著者たちの思いやりが込められた作品に仕上がっています．著者らは，「CVC, PICCの合併症をゼロにする」という目標に向かって戦い続ける戦士達です．読者もそのひとりとなっていただけることを願っています．

杏林大学医学部麻酔科学教室 主任教授

萬　知子

索引

欧文

■A〜G

Argyle™ PICC キット ——————— 32
ARROW® PIC カテーテル ————— 35
Catheter-to-Vein Ratio ————— 44
CDC ガイドライン ————— 20, 112
Choosing Wisely キャンペーン —— 19
CLABSI（central line-associated bloodstream infection）——— 107
countertraction ————————— 63
CRBSI（catheter-related bloodstream infection）
————— 22, 25, 88, 91, 106, 109
CVC（central venous catheter）— 72
Depth ——————————————— 52
DVT（deep vein thrombosis）—— 25
foot print ————— 51, 60, 61
Gain ——————————————— 52
Green Zone ——————————— 56
Groshong 型カテーテル ————— 30

■H〜M

HIT（heparin-induced thrombocytopenia）————— 33
HIT（home infusion therapy）— 122
inchworm technique ————— 61
In plane 法 ————————————— 75
jabbing motion ———————— 53
Knobology —————————— 51
MAGIC ——————————————— 26
mid-clavicular line ————— 21
Midline カテーテル ————— 20, 116
MRSA ——————————————— 92

MSBP（maximal sterile barrier precautions）— 46, 58, 92, 111, 118
MSSA ——————————————— 92
MST タイプ ——————————— 34

■O〜S

OTW タイプ —————————— 34
Out of plane 法 ———————— 75
PICC（peripherally inserted central venous catheter）————— 12
PICC Nurse ————————— 126
PICC 挿入前の準備 ——————— 40
PICC トレーニングモデル ———— 80
PICC の固定 ——————————— 68
PICC の穿刺キット ——————— 58
PICC の挿入トレーニング ———— 72
PICC の挿入法 ————————— 49
PICC の迷入 ——————————— 96
Pivot motion ———————— 79
Red Zone ——————————— 56
Seldinger 法 ————— 31, 117
sliding ———————— 54, 59
Sliding motion ——————— 79
Sweep scan technique ———— 54
Swing scan technique ———— 54

■T〜Y

through the cannula 法 ———— 33
tilting ———————— 54, 59
Tilting motion ——————— 79
To and Fro ————————— 80
VAD team（Vascular Access Device Team）————————— 126
vasospasm ——————————— 63
X 線透視装置 ——————————— 47
Yellow Zone ————————— 56

和文

■あ行

アドバンステクニック	77
腋窩静脈	99
黄色ブドウ球菌	92

■か行

ガイドワイヤーの挿入	62
化学的静脈炎	86
合併症	24
合併症対策	86
カテーテル関連血栓症	93
カテーテル関連血流感染症（CRBSI）	25, 88, 91
カテーテル固定	69
カテーテル先端位置	64, 100, 117
カテーテル先端位置異常	87, 89
カテーテルのサイズ	44
カテーテルの種類	29, 46
カテーテルの挿入	59
カテーテルの断裂	26
カテーテルの閉塞	26
カテーテルの迷入	26, 96
カテーテルの迷入先	98
カテーテル留置	87
感情的，認知的および社会的QOL	124
感染経路	109
感染防御	106
機械的合併症	24, 87
機械的静脈炎	86
奇静脈	99
逆血の確認	64
救急診療の一次評価	116
胸背静脈	100
局所感染	106
空気塞栓	87

■さ行

細菌性静脈炎	86
在宅医療	123
在宅輸液療法	122
最適刺入部位	56
鎖骨下静脈	98
事故抜去	70, 118
尺側皮静脈	40, 89
修正Seldinger法	31
従来型CVC	87
手指衛生	111
術中モニタリング	46
静脈炎	109
静脈血採血	23
静脈の太さ	44
静脈壁損傷	96
静脈留置カテーテル	20
上腕PICC	15
上腕静脈	41
上腕静脈の穿刺	90

串刺し	67
グローション® カテーテル	30, 33
ケアバンドル	110
ゲイン	52
血液培養	92
血栓	88
血栓症	25
血流感染	106
血流感染の発生頻度	108
コアグラーゼ陰性ブドウ球菌	92
高圧注入	33
甲状腺静脈	98
高度無菌遮断予防策	92
固定	68
古典的PICC	14
コンパートメント	42

129

上腕部尺側皮静脈 —————— 40
上腕部尺側皮静脈の同定 ———— 42
上腕部橈側皮静脈 —————— 41
シリコン製 ———————— 29
深筋膜 ————————— 50
神経損傷 ———————— 89
心電図 ————————— 46
深部静脈血栓症 —————— 25
スタットロック —————— 69
生食ロック ———————— 30
セッティング ————— 49, 58
セルジンガー法 —————— 31
穿刺 —————————— 59
穿刺時の体位 ——————— 50
穿刺手順 ———————— 57
挿入長の予測 ——————— 47
ソーバビュー・シールド ——— 70

■た行
ダイレーターの挿入 ————— 63
短軸穿刺 ———————— 75
チーム管理 ———————— 126
中心静脈圧 ———————— 23
中心静脈カテーテル ————— 12
中心静脈血酸素飽和度 ———— 23
中心静脈ポート —————— 22
中心静脈ライン関連血流感染症
　（CLABSI） —————— 107
中〜長期的合併症 —————— 25
注入 —————————— 30
超音波ガイド下PICC ——— 14, 49
超音波ガイド下穿刺 ————— 82
長期管理 ———————— 121
長軸穿刺 ———————— 75
デプス ————————— 52

橈側皮静脈 —————— 41, 99
トレーニング ——————— 72
ドレッシング材 ————— 64, 69
トンネル型中心静脈カテーテル —— 22

■な行
内頸静脈 ———————— 98
ニードルガイド —————— 66
熱傷患者 ———————— 119

■は行
針の描出精度 ——————— 78
パワーPICC ——————— 33
パワーインジェクター ———— 120
バンコマイシン —————— 119
非トンネル型中心静脈カテーテル — 22
標準予防策 ———————— 118
標的静脈の選択 —————— 40
プレスキャン ————— 49, 54
ヘパリン起因性血小板減少症（HIT）
　———————————— 33
ヘパリンロック —————— 30
保険適応 ———————— 117
ポリウレタン製 —————— 29

■ま行
マーキング ———————— 55
末梢型カテーテル —————— 86
末梢静脈カテーテル ————— 20
モード ————————— 53
モニタリング ——————— 23

■わ行
腕頭静脈 ———————— 98

執筆者一覧

【監　修】

徳嶺　譲芳　　杏林大学医学部 麻酔科学教室

【編　集】

金井理一郎　　恩賜財団済生会横浜市東部病院 集中治療科

【執筆者（五十音順）】

浅尾　高行　　群馬大学未来先端研究機構 ビッグデータ統合解析センター
上野　正紀　　虎の門病院 消化器外科
金井理一郎　　恩賜財団済生会横浜市東部病院 集中治療科
西條　文人　　東北労災病院 外科
笹野　寛　　　名古屋市立大学大学院医学研究科 先進急性期医療学分野
渋谷　智恵　　日本看護協会 看護研修学校 認定看護師教育課程
塚本　容子　　北海道医療大学大学院 看護福祉学研究科
徳嶺　譲芳　　杏林大学医学部 麻酔科学教室
松島　久雄　　獨協医科大学埼玉医療センター 救命救急センター
吉澤　佐也　　名古屋市立大学大学院医学研究科 麻酔科学・集中治療医学分野

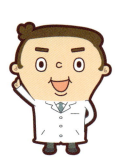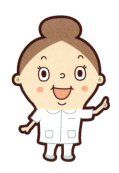

プロフィール

【監　修】

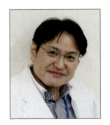

徳嶺譲芳（とくみね じょうほう）

杏林大学医学部麻酔科学教室 教授
専門医：日本麻酔科学会指導医

- 財団法人日本医療機能評価機構 CVC 研修会 指導者
- 一般社団法人医療安全全国共同行動「行動目標3b」中心静脈穿刺 支援部会委員長
- 公益社団法人日本麻酔科学会 中心静脈カテーテル挿入の手引き改訂ワーキング・グループ委員
- 一般社団法人日本医療安全調査機構（医療事故調査・支援センター）中心静脈穿刺合併症 専門分析部会 部会員（公益社団法人 日本麻酔科学会 代表）
- Member of the Editorial Board, Medicine (Baltimore), Cardiovascular Section

安全な中心静脈穿刺の教育がライフワークです．
「中心静脈穿刺の合併症ゼロ」を目指しています．

【編　集】

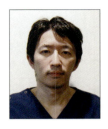

金井理一郎（かない りいちろう）

恩賜財団済生会横浜市東部病院集中治療科 医長
専門医：日本麻酔科学会専門医，日本集中治療医学会専門医

編集後記

　本書は，PICCを実際に挿入する，事故なく安全に挿入できるように教育する，また患者に不利益を与えることなく管理する，といった違った立場のエキスパートの先生方に分担執筆をお願いし，1冊の本としてまとめるという形で構想がスタートしました．しかし，どの先生方も医療安全を第一に考え，CRBSI，DVTなどといったPICCで起き得る合併症に多くの先生が触れてくださり，内容が重複してしまうという事態となりました．それを読みやすい形にするために時間を要し，構想から形になるまで約2年間を要してしまいましたが，まだPICCを見たこともないという研修医や看護師から日常的にPICCを挿入している医師まで手に取っていただけるような内容になったのではないかと思います．内容を理解しやすくするため，原稿の割愛や統合をさせていただいたこと，各章の執筆者が判然としなくなってしまったことを執筆者の先生方にこの場を借りてお詫びしたいと思います．

　本書ではPICCで血管穿刺する際に超音波ガイド下穿刺を推奨しています．内頸静脈や大腿静脈を穿刺するいわゆるCV穿刺においては現在，超音波ガイド下穿刺が当たり前になってきたと感じますが，私が初めて行ったのは医師になり3年目であり，当時は一般的な手技とはいえなかったと思います．現在，私が普段勤務している集中治療室では全症例で超音波ガイド下CV穿刺を行っています．1分1秒でも早くカテーテルを入れたい状況もありますが，凝固障害がある患者やショック患者の頸部をランドマーク法で穿刺し，静脈の後壁穿刺をしてしまう，総頸動脈を穿刺してしまうことによるリスクをスタッフが理解しているためです．このようにCVCでは本邦において穿刺・挿入のみならず管理についても「スタンダードな方法」が浸透してきているといえると思いますが，PICCはまだ発展途上と感じます．本書が「PICCのスタンダードな1冊」として広く読んでいただくことになれば嬉しく思います．

〈金井理一郎〉

必ず うまくいく！PICC

末梢挿入型中心静脈カテーテルの挿入テクニックから管理まで

2017 年 12 月 10 日　第 1 刷発行

監　修	徳嶺譲芳
編　集	金井理一郎
協　力	一般社団法人医療安全全国共同行動
発行人	一戸裕子
発行所	株式会社 羊 土 社
	〒 101-0052
	東京都千代田区神田小川町 2-5-1
	TEL　　03（5282）1211
	FAX　　03（5282）1212
	E-mail　eigyo@yodosha.co.jp
	URL　　www.yodosha.co.jp/
装　幀	Malpu Design（陳 湘婷）
印刷所	広研印刷株式会社

ⓒ YODOSHA CO., LTD. 2017
Printed in Japan

ISBN978-4-7581-1818-7

本書に掲載する著作物の複製権，上映権，譲渡権，公衆送信権（送信可能化権を含む）は（株）羊土社が保有します．
本書を無断で複製する行為（コピー，スキャン，デジタルデータ化など）は，著作権法上での限られた例外（「私的使用のための複製」など）を
除き禁じられています．研究活動，診療を含み業務上使用する目的で上記の行為を行うことは大学，病院，企業などにおける内部的な利用であっ
ても，私的使用には該当せず，違法です．また私的使用のためであっても，代行業者等の第三者に依頼して上記の行為を行うことは違法となります．

JCOPY ＜（社）出版者著作権管理機構 委託出版物＞
本書の無断複写は著作権法上での例外を除き禁じられています．複写される場合は，そのつど事前に，（社）出版者著作権管理機構（TEL 03-
3513-6969，FAX 03-3513-6979，e-mail：info@jcopy.or.jp）の許諾を得てください．

羊土社のオススメ書籍

Dr.竜馬の やさしくわかる 集中治療 内分泌・消化器編
内科疾患の重症化対応に自信がつく！

田中竜馬／著

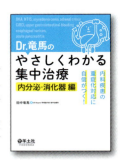

大好評のDr.竜馬のやさしくわかる集中治療シリーズ第2弾！上部消化管出血，急性膵炎，糖尿病ケトアシドーシス，副腎クリーゼなど，よくみる内科疾患が重症化したときの考え方や適切な対応が面白いほどよくわかる！

- 定価（本体4,000円＋税）　■ A5判
- 431頁　ISBN 978-4-7581-1810-1

教えて！ICU Part 3
集中治療に強くなる

早川　桂／著

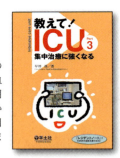

レジデントノート誌の人気連載の単行本化，待望の3巻目！敗血症の新定義や抗菌薬適正使用など，ICUの現場で注目されているトピックスについて，研修医目線でやさしく噛み砕いて教えます！

- 定価（本体3,900円＋税）　■ A5判
- 229頁　ISBN 978-4-7581-1815-6

キャラ勉！ 抗菌薬データ

黒山政一，小原美江，村木優一／著

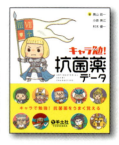

52の抗菌薬をすべてキャラクター化！系統ごとに住む世界・職業をキャラ設定しているため，抗菌薬の特徴や使い方を直感的に記憶できます．抗菌薬に苦手意識をもつすべての医療従事者におすすめです！

- 定価（本体2,400円＋税）　■ A5変型判
- 205頁　ISBN 978-4-7581-1816-3

ぜんぶ絵で見る 医療統計
身につく！　研究手法と分析力

比江島欣慎／著

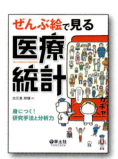

まるで「図鑑」な楽しい紙面と「理解」優先の端的な説明で，医学・看護研究に必要な統計思考が"見る見る"わかる．臨床研究はガチャを回すがごとし…?！統計嫌い克服はガチャのイラストが目印の本書におまかせ！

- 定価（本体2,600円＋税）　■ A5判
- 178頁　ISBN 978-4-7581-1807-1

発行　羊土社 YODOSHA　〒101-0052　東京都千代田区神田小川町2-5-1　TEL 03(5282)1211　FAX 03(5282)1212
E-mail：eigyo@yodosha.co.jp
URL：www.yodosha.co.jp/

ご注文は最寄りの書店，または小社営業部まで

羊土社のオススメ書籍

Surviving ICU シリーズ
重症患者の治療の本質は栄養管理にあった！
きちんと学びたいエビデンスと実践法

真弓俊彦／編

重症患者の治療で迷う「どんな栄養素を，どのくらい，いつから投与するか？」を各国のガイドラインやエビデンスをふまえて基本から解説．
栄養管理の考え方が変わると，治療がもっとうまくいく！

- 定価（本体4,600円＋税）
- B5判
- 294頁
- ISBN 978-4-7581-1202-4

Surviving ICUシリーズ
ICU合併症の予防策と発症時の戦い方
真剣に向き合う！現場の知恵とエビデンス

萩原祥弘, 清水敬樹／編

ICU合併症への対応に悩む医師見．VAP, AKI, DVT, 心筋症, カテーテル関連感染などよくある合併症の防ぎ方から対処方法まで，実践的テクニックが満載！エビデンスもしっかり示し，現場で必ず役立つ1冊です．

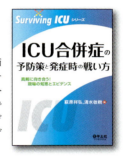

- 定価（本体4,800円＋税）
- B5判
- 309頁
- ISBN 978-4-7581-1204-8

気道管理に強くなる
エビデンスに基づいた、確実に気道確保するための考え方・器具選び・テクニック

大嶽浩司／監，上嶋浩順，駒澤伸泰，森本康裕／編

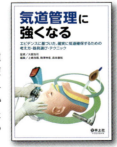

気道評価などの基本から，各種声門上器具・ビデオ喉頭鏡の使い分け，困難気道の対応まで，エビデンスやガイドラインに基づいて解説！確実に気道管理するための，知識とテクニックが身につく一冊です．

- 定価（本体5,400円＋税）
- B5判
- 232頁
- ISBN 978-4-7581-1791-3

救急・ICUの体液管理に強くなる
病態生理から理解する輸液、利尿薬、循環作動薬の考え方、使い方

小林修三, 土井研人／編

急性期の体液管理について，各病態ごとに，病態生理をふまえながらしっかり解説！輸液のほか，利尿薬や循環作動薬の解説も充実！病態に応じた使い分けや処方例も掲載．呼吸・循環を中心とした全身管理に役立つ！

- 定価（本体4,600円＋税）
- B5判
- 367頁
- ISBN 978-4-7581-1777-7

発行 羊土社 YODOSHA

〒101-0052 東京都千代田区神田小川町2-5-1　TEL 03(5282)1211　FAX 03(5282)1212
E-mail：eigyo@yodosha.co.jp
URL：www.yodosha.co.jp/

ご注文は最寄りの書店，または小社営業部まで

羊土社のオススメ書籍

麻酔科医として必ず知っておきたい 周術期の循環管理

循環モニタリングの原理、各種測定法から手術別循環管理の実際とトラブルシューティングまで

国沢卓之／編

麻酔科専門医をめざす専攻医は必読の, 本格的に循環管理を学ぶための入門書！各種循環モニターの原理と特徴, 機器ごとの違いがよくわかる！
周術期の麻酔に携わる医師や, 臨床工学技士, 看護師など, 幅広い方におすすめ！

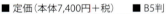

- 定価(本体7,400円＋税)　■ B5判
- 349頁　■ ISBN 978-4-7581-1116-4

あらゆる場面で使える 鎮静・鎮痛 Q&A96

安宅一晃／編

内視鏡検査室やカテーテル検査室から歯科や小児の検査にいたるまで, あらゆる場面で必要な鎮静・鎮痛の基本が身につく！臨床の現場でよくある悩みや知りたいことをQ&A形式でズバリ解説, 実践で役立つ入門書！

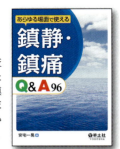

- 定価(本体4,500円＋税)　■ A5判
- 254頁　■ ISBN 978-4-7581-1117-1

チーム医療による 周術期管理まるわかり

安全で質の高い術前術後管理を行うための、チーム内の役割と連携

川口昌彦, 古家　仁／編

多職種連携のために, まずは各スタッフの仕事を知ろう！麻酔管理から薬剤管理, 栄養管理, 口腔機能管理, リハビリテーション等について, 各役割ごとに術前〜術後管理のポイントを押さえてやさしく解説した入門書！

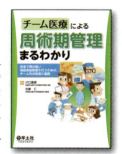

- 定価(本体3,400円＋税)　■ A5判
- 263頁　■ ISBN 978-4-7581-1113-3

ハイリスク患者の がん薬物療法ハンドブック

多様化・複雑化する患者への治療戦略を身につける

南　博信／監,
安藤雄一, 寺田智祐／編

心疾患合併, PS不良, うつなど, 多様化する患者の背景にあったがん薬物療法の進め方を, 1冊に凝縮.「注意すべき薬物相互作用は？」「既往症とがんのどちらの治療を優先するか？」などの疑問に, 現場目線で解説.

- 定価(本体4,300円＋税)　■ B6変型判
- 382頁　■ ISBN 978-4-7581-1814-9

発行　羊土社 YODOSHA
〒101-0052　東京都千代田区神田小川町2-5-1　TEL 03(5282)1211　FAX 03(5282)1212
E-mail：eigyo@yodosha.co.jp
URL：www.yodosha.co.jp/

ご注文は最寄りの書店、または小社営業部まで